U0390151

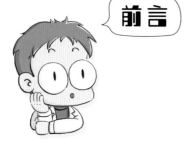

前言

肺癌是当前我国发病人数最多的恶性肿瘤。既往肺癌患者的标准治疗是化疗和放疗，但患者生存率低、不良反应发生率高。靶向药物面世后，驱动基因阳性肺癌患者的生存预后大幅改善，ALK 阳性的晚期肺癌患者甚至可以生存 7 年以上，使肺癌成为可以控制的慢性病。

肺癌患者使用靶向药物后，一方面，生存时间延长；另一方面，药物使用时间也相应延长。在长期使用靶向药物的过程中，常有一些不良反应发生。为此，我们编写了《中国临床肿瘤学会患者教育手册：肺癌靶向治疗不良反应》一书，以便让患者和家属更好地了解靶向药物使用过程中的不良反应，并有意识地识别不良反应，配合医生参与不良反应的管理，降低不良反应带来的身体和心理负担。

本书在王洁教授和朱波教授的指导下，力邀中国临床肿瘤学会（CSCO）患者教育专家委员会委员和国内多位知名肺癌专

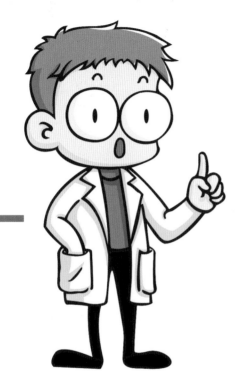

CSCO

中国临床肿瘤学会
患者教育手册
肺癌
靶向治疗不良反应

名誉主编　王　洁　朱　波

主　　编　林　根　孙建国

编　　者（按姓氏笔画排序）

王　俊　王慧娟　孙建国　张红梅　林　根　章必成　褚　倩

插　　画　杨　稀

人民卫生出版社

·北　京·

家共同协作、精心撰写，从临床应用的实用性出发，用通俗易懂的文字介绍了肺癌靶向药物的基本常识，列举了用药小贴士和典型病例，使患者和家属能够较全面地了解肺癌靶向药物常见不良反应的临床表现和主要特点，轻松掌握不同不良反应的常用应对方法。希望本书的出版能够为提高我国肺癌的治疗水平和患者依从性贡献力量，造福广大肺癌患者。

林　根　孙建国

2023 年 2 月

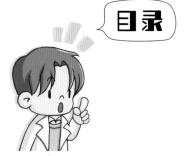

目录

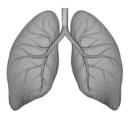

第三章　靶向药物的不良反应

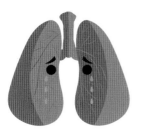

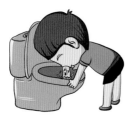

第四章 胃肠道不良反应的管理

第五章 肝脏相关不良反应的管理

第六章　皮肤相关不良反应的管理

第七章　口腔黏膜相关不良反应的管理

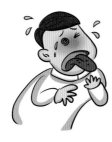

第八章 肺部不良反应的管理

第九章 心脏不良反应的管理

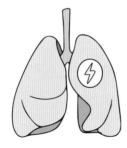

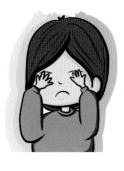

第十章　视觉障碍的管理

第十一章　其他不良反应的管理

第十二章　肺癌患者的康复和护理

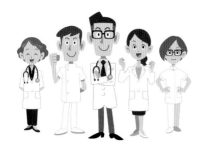

第十三章 肺癌患者常见问题解答

第十四章 其他靶向药物

第十五章　肺癌靶向治疗不良反应典型案例

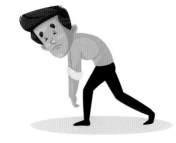

第一章

肺癌的精准治疗时代

什么是肺癌的精准治疗

    肺癌是一种非常复杂的疾病，不同个体间临床表现差异很大，即便是相同病理类型的肺癌患者，他们对同一种抗肿瘤药物表现出的治疗效果差异也很大。医生不能通过单一的治疗策略为所有患者制订治疗方案，就像不同身材的人无法穿着同一件衣服一样。

肺癌是一种非常复杂的疾病，不同个体间差异性很大
类似人的身材

单一方案并不适合所有肺癌患者的治疗需求
就如同一件衣服不可能适合所有人

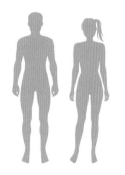

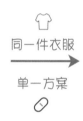

同一件衣服

单一方案

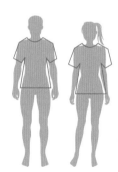

    医生针对肺癌患者进行的精准治疗就如同裁缝面对不同客户量体裁衣。精准诊断是精准治疗的前提，只有精准地找到病因和治疗靶点，才能对同一种疾病的不同状态、不同特征进行精确分析。根据患者的精准诊断结果，医生会为其制订精准、有效的治疗方案，从而实现个体化精准治疗，提高肺癌的诊治效果。

精准医学的目的——精准治疗

精准治疗：致力于根据个体差异，提供最准确、最有效的治疗，从而使更多患者获益。

如同根据每个人独特的身高、腰围等制作适合个体的衣服。

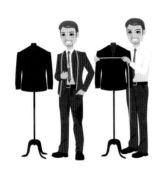 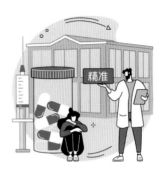

 肺癌精准治疗的获益

明显延长患者的生存时间，改善治疗效果

　　在传统治疗时代，晚期肺癌患者的生存时间约为1年，而在精准治疗时代，晚期肺癌患者的生存时间有望达到7年。

　　在精准治疗时代，据统计1990—2015年美国晚期非小细胞肺癌患者的生存时间累计增加45%，而这正获益于美国食品与药物管理局（FDA）批准上市的靶向药物逐步应用于临床。

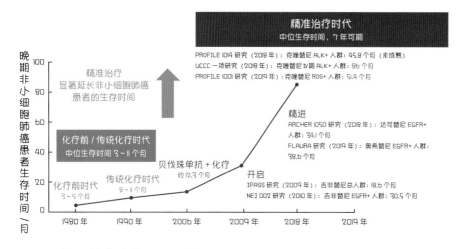

晚期非小细胞肺癌
生存时间延长的因素

1990—2015 年
生存时间延长

45%

源于精准治疗
（靶向药物的应用）

显著改善患者的生活质量

与传统化疗相比，精准治疗（如靶向治疗）可以显著改善晚期肺癌患者咳嗽、呼吸困难、疼痛等临床症状，通常较化疗引发的诸如恶心、呕吐、脱发、疲劳、失眠、食欲减退等不良反应更轻微，能够有效改善患者的生活质量。

 ## 肺癌主要分为哪几种病理类型

肿瘤的组织形态千变万化，肺癌也是如此。根据肿瘤细胞的病理类型，肺癌主要分为两类，即非小细胞肺癌（non-small cell lung cancer，NSCLC）和小细胞肺癌（small cell lung cancer，SCLC）。

非小细胞肺癌是肺癌的主要病理类型，约占肺癌总数的 85%，包括鳞状细胞癌、腺癌、大细胞癌和腺鳞癌等。

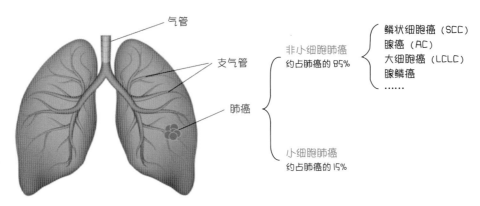

气管

支气管

肺癌

非小细胞肺癌
约占肺癌的 85%

鳞状细胞癌（SCC）
腺癌（AC）
大细胞癌（LCLC）
腺鳞癌
……

小细胞肺癌
约占肺癌的 15%

 非小细胞肺癌和小细胞肺癌的主要特征

非小细胞肺癌

组织学上除小细胞肺癌之外的原发性肺癌都属于非小细胞肺癌，与小细胞肺癌相比其肿瘤细胞生长分裂较慢，扩散转移相对较晚。其中的腺癌常见于非吸烟者和既往吸烟者，是女性最常见的肺癌病理类型，往往发生在肺的周围（周围型肺癌），也可发生在中央（中央型肺癌）。鳞状细胞癌与吸烟高度相关，往往为中央型。

小细胞肺癌

　　小细胞肺癌是恶性程度最高的一类肺癌，约占肺癌总数的 15%，与吸烟高度相关，往往为中央型肺癌，可引起副肿瘤综合征。小细胞肺癌可早期转移到肺门和纵隔淋巴结，并易侵犯血管，发生肺外转移。

非小细胞肺癌（NSCLC）		小细胞肺癌（SCLC）
肺腺癌 相对于其他类型来说，不吸烟者更易发生肺腺癌，肺腺癌往往发生在肺的周围，也可发生在中央。	**肺鳞状细胞癌** 与吸烟高度相关，往往为中央型。	是恶性程度最高的一类肺癌，与吸烟高度相关，往往为中央型。

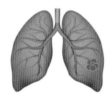 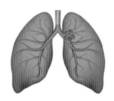 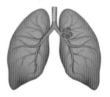

 ### 肺癌的驱动基因

什么是驱动基因

　　与癌症发生发展相关的重要基因被称为驱动基因。肺癌的病理类型不同，驱动肿瘤细胞生长的动力就可能不同。近年来，随着科技的进步，已经发现了许多促进肺癌发生发展的驱动基因。

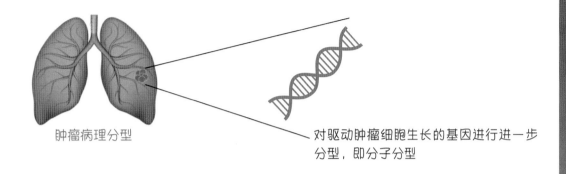

肿瘤病理分型

对驱动肿瘤细胞生长的基因进行进一步分型，即分子分型

驱动基因的作用

肺癌的驱动基因可使肿瘤细胞表面受体异常表达、过度活跃，导致肿瘤细胞快速生长、繁殖。

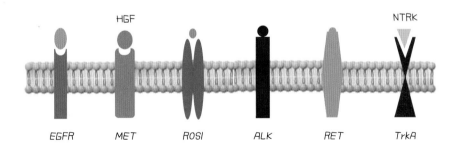

常见的肺癌驱动基因

常见的肺癌驱动基因主要包括表皮生长因子受体（epidermal growth factor receptor，*EGFR*）基因突变、间变性淋巴瘤激酶（anaplastic lymphoma kinase，*ALK*）基因重排、c-ros 肉瘤致癌因子 - 受体酪氨酸激酶（ROS proto-oncogene 1，receptor tyrosine kinase，*ROS1*）基因重排等。

什么是 *EGFR* 基因突变

表面受体是细胞外膜中的一种蛋白质，其在开启时会引起细胞内的变化，EGFR 正是一种表面受体。*EGFR* 基因突变导致受体过度活跃，促使肿瘤细胞快速生长。

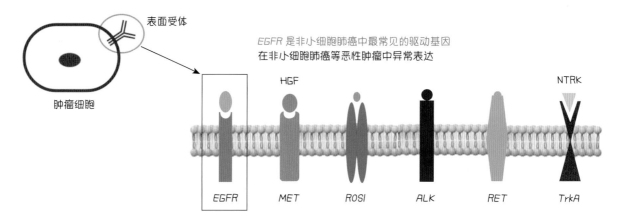

表面受体

肿瘤细胞

EGFR 是非小细胞肺癌中最常见的驱动基因
在非小细胞肺癌等恶性肿瘤中异常表达

HGF　　　　　　　　　　　　　　　　　　　　　　NTRK

EGFR　　　*MET*　　　*ROS1*　　　*ALK*　　　*RET*　　　*TrkA*

针对 *EGFR* 基因突变检测建议如下。

目前，*EGFR* 基因突变检测广泛适用于肺腺癌、肺大细胞癌患者以及其他未知亚型的肺癌患者。

仅有少数肺鳞状细胞癌患者具有过度活化的 *EGFR* 基因突变。通过活检标本诊断的肺鳞状细胞癌患者可以考虑进行 *EGFR* 基因突变检测，特别是对于那些从未吸烟的肺癌患者以及混合组织学类型的肺癌患者。

目前已经可以通过组织样本或血液、胸 / 腹腔积液、脑脊液样本进行 *EGFR* 基因突变检测。

什么是 *ALK* 基因重排

基因重排是指一个基因与另一个基因互相融合，从而产生新的基因。对于部分肺癌患者，肿瘤细胞的生长是由 *ALK* 基因重排引起的，也可以称为 *ALK* 融合。融合基因产生过度活化的 *ALK* 表面受体，可促使肿瘤细胞快速生长。

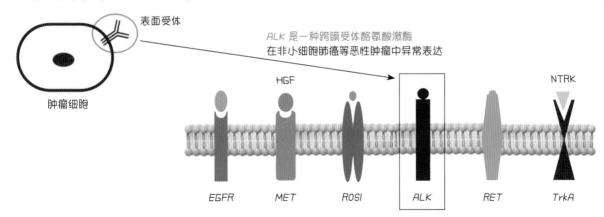

针对 *ALK* 基因重排检测建议如下。

建议含有腺癌成分的非小细胞肺癌患者和其他未知亚型的肺癌患者进行 *ALK* 基因重排检测。

仅有非常少的肺鳞状细胞癌患者具有 *ALK* 基因重排，通过小组织活检标本诊断的肺鳞状细胞癌患者可以考虑进行 *ALK* 基因重排检测，特别是对于那些从未吸烟的肺癌患者以及混合组织学类型的肺癌患者。

 ## 什么是 *ROS1* 基因重排

ROS1 基因重排是 *ROS1* 基因与其他基因互相融合，从而产生新的基因。融合基因产生过度活化的 ROS1 表面受体，可以促使肿瘤细胞快速生长。

针对 *ROS1* 基因重排检测建议如下：对于 *EGFR* 或 *ALK* 野生型或者未知状态的肺癌患者，可以进行 *ROS1* 基因重排检测。

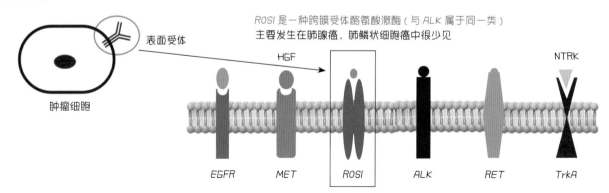

ROS1 是一种跨膜受体酪氨酸激酶（与 *ALK* 属于同一类）
主要发生在肺腺癌，肺鳞状细胞癌中很少见

表面受体

肿瘤细胞

HGF NTRK

EGFR MET ROS1 ALK RET TrkA

其他少见的基因突变

关于其他少见的基因突变，应与 *EGFR*、*ALK* 和 *ROS1* 基因一起进行检测，以发现适合进行靶向治疗的优势人群。

与肺癌相关的少见基因突变如下。

BRAF（v-raf 鼠肉瘤病毒致癌基因同源物 B1，v-raf murine sarcoma viral oncogene homolog B）*V600E* 基因突变。

NTRK（神经营养因子受体酪氨酸激酶，Neurotrophic factor receptor tyrosine kinase）基因融合。

MET（间质－上皮细胞转化因子，Mesenchymal epithelial cell transforming factor）基因扩增。

MET 14 外显子跳跃突变。

RET（原癌基因转染重排，Rearranged during transfection）基因重排。

HER2（人类表皮生长因子受体 2，human epidermal growth factor receptor-2）基因突变。

 ## 如何检测驱动基因

第一代基因测序技术

优势　被视为检测的"金标准"，对于已知基因突变的检测重复率高，且能够检测出未知基因的突变。

局限性　有一定的假阳性率，也有低频突变漏检的可能性。检测耗时长、费用高、敏感性低。

应用情况　目前临床应用较少。

荧光原位杂交（fluorescence in situ hybridization，FISH）

优势　对已知单基因检测具有高分辨率，灵敏度和特异度均较高。

局限性　无法检测出未知基因突变，费用较高。

应用情况　是目前临床常用的检测方法。

免疫组织化学（immunohistochemistry，IHC）

优势　重复性高、过程简便、价格低廉。

局限性　无法同时快速检测多个样本，操作过程会破坏蛋白质，有一定的假阳性率和假阴性率。

应用情况　是目前临床常用的检测方法，已被我国及欧盟等国家批准用于 ALK 融合基因检测。

第二代基因测序技术（next-generation sequencing，NGS）和实时 PCR 分析

优势　具有高度的敏感性和准确性，具备发现未知突变类型及低频突变的能力。

局限性　测序的读长较短；检测出的基因突变并非都有对应的治疗药物；数据解读没有明确标准。检测成本高、技术复杂。

应用情况　目前临床应用较多。

液体活检技术

优势　便捷、无创、可重复。在难以获得肿瘤组织样本时可进行补充检测。

局限性　对灵敏度要求高、检测成本高，临床证据尚不充分。

应用情况　主要用于检测恶性胸 / 腹腔积液、脑脊液、循环肿瘤细胞（circulating tumor cell，CTC）及循环肿瘤 DNA（circulating tumor DNA，ctDNA）等，是近年来研究的热点之一。

第二章

认识靶向药物

什么是 EGFR 靶向药物

　　EGFR 基因突变在中国肺癌患者中的发生率远高于欧美人群和高加索人群。在我国，约 30% 的非小细胞肺癌患者发生 *EGFR* 基因突变，而肺腺癌患者中约 50% 发生 *EGFR* 基因突变。

　　靶向药物是通过选择性地结合人体内肿瘤细胞的特定靶点（如 *EGFR*、*ALK*、*ROS1* 等），从而诱使肿瘤细胞死亡的一类药物。EGFR 靶向药物可以用于治疗 *EGFR* 基因突变的非小细胞肺癌患者。

在非小细胞肺癌患者中
EGFR 总突变率约为 30%

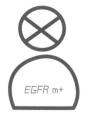

相当于每 3 例非小细胞肺癌
患者中就有 1 例 *EGFR* 突变

在肺腺癌患者中
EGFR 总突变率约为 50%

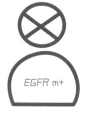

相当于每 2 例肺腺癌
患者中就有 1 例 *EGFR* 突变

EGFR 靶向药物如何发挥作用

　　EGFR 靶向药物通过与肿瘤细胞上特定的 EGFR 靶点结合，阻断促进肿瘤细胞生长的信号通路，从而发挥抗癌作用。当前，EGFR 靶向药物主要为酪氨酸激酶抑制剂（TKI），目前有三代 EGFR-TKI 类药物可供使用。

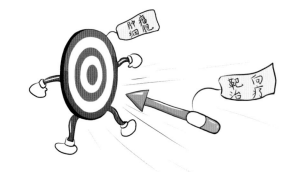

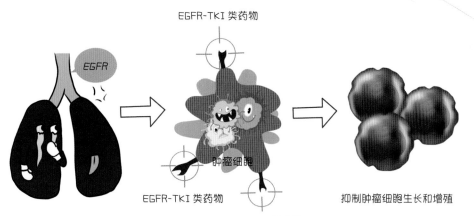

EGFR-TKI 类药物

EGFR

肿瘤细胞

EGFR-TKI 类药物

EGFR-TKI 类药物

抑制肿瘤细胞生长和增殖

第一代 EGFR-TKI 类药物情况介绍

吉非替尼

适应证　EGFR 敏感突变的局部晚期或转移性非小细胞肺癌患者的治疗。

用法用量　每次 250mg 口服，每日 1 次，空腹或与食物同服。

厄洛替尼

适应证　EGFR 敏感突变的局部晚期或转移性非小细胞肺癌患者的治疗，包括一线治疗、维持治疗，或既往接受过至少一次化疗进展后患者的二线及以上治疗。

用法用量　每次 150mg 口服，每日 1 次，饭前 1 小时或饭后 2 小时服用。

埃克替尼

适应证　EGFR 敏感突变的局部晚期或转移性非小细胞肺癌患者的一线治疗。既往接受过至少一个以铂类为基础的化疗方案失败后的局部晚期或转移性非小细胞肺癌患者的治疗。Ⅱ~ⅢA 期伴有 EGFR 敏感突变的非小细胞肺癌患者的术后辅助治疗。

用法用量　每次 125mg 口服，每日 3 次，空腹或与食物同服。高热量食物可明显增加药物吸收。

第二代 EGFR-TKI 类药物情况介绍

阿法替尼

适应证　EGFR 敏感突变的局部晚期或转移性非小细胞肺癌患者的一线治疗。含铂化疗期间或化疗后疾病进展的局部晚期或转移性肺鳞状细胞癌患者的治疗。

用法用量　每次 40mg 口服，每日 1 次，空腹服用，可以于进食后至少 3 小时或进食前至少 1 小时服用。

达可替尼

适应证　EGFR 19 外显子缺失突变或 EGFR 21 外显子 L858R 置换突变的局部晚期或转移性非小细胞肺癌患者的一线治疗。

用法用量　推荐剂量为每次 45mg 口服，每日 1 次。本品可与食物同服，也可不与食物同服。

 ## 第三代 EGFR-TKI 类药物情况介绍

奥希替尼

适应证　用于ⅠB～ⅢA期存在 EGFR 19 外显子缺失或 EGFR 21 外显子（L858R）置换突变的非小细胞肺癌患者的治疗，患者须既往接受过手术切除治疗，并由医生决定其接受或不接受辅助化疗。

具有 EGFR 19 外显子缺失或 EGFR 21 外显子（L858R）置换突变的局部晚期或转移性非小细胞肺癌成人患者的一线治疗。既往经 EGFR-TKI 类药物治疗时或治疗后出现疾病进展，并且经检测确认存在 EGFR T790M 突变的局部晚期或转移性非小细胞肺癌成人患者的治疗。

用法用量　推荐剂量为每日80mg，应在每日相同的时间服用，进餐或空腹时均可服用。

阿美替尼

适应证　具有EGFR 19del或L858R突变的局部晚期或转移性非小细胞肺癌成人患者的一线治疗。既往经EGFR-TKI类药物治疗时或治疗后出现疾病进展，并经检测确认存在EGFR T790M突变的局部晚期或转移性非小细胞肺癌成人患者的治疗。

用法用量　每次110mg口服，每日1次，空腹或餐后服用。

伏美替尼

适应证　具有EGFR 19del或L858R突变的局部晚期或转移性非小细胞肺癌成人患者的一线治疗。既往经EGFR-TKI类药物治疗时或治疗后出现疾病进展，并经检测确认存在EGFR T790M突变的局部晚期或转移性非小细胞肺癌成人患者的治疗。

用法用量　每次80mg口服，每日1次，空腹服用。

 EGFR-TKI类药物的临床疗效

与第一代EGFR-TKI类药物相比，第二代和第三代EGFR-TKI类药物使晚期非小细胞肺癌患者的无进展生存时间（指从治疗开始到肿瘤进展或死亡的时间间隔）显著延长，尤其是使用第二代和第三代EGFR-TKI类药物的中国患者，与使用第一代 EGFR-TKI 类药物的中国患者相比，其无进展生存时间显著延长。

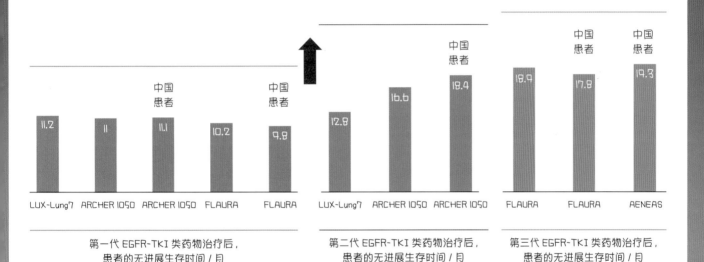

第一代 EGFR-TKI 类药物治疗后，患者的无进展生存时间 / 月	LUX-Lung7 11.2 / ARCHER 1050 11 / ARCHER 1050 中国患者 11.1 / FLAURA 10.2 / FLAURA 中国患者 9.8
第二代 EGFR-TKI 类药物治疗后，患者的无进展生存时间 / 月	LUX-Lung7 12.8 / ARCHER 1050 16.6 / ARCHER 1050 中国患者 18.4
第三代 EGFR-TKI 类药物治疗后，患者的无进展生存时间 / 月	FLAURA 18.9 / FLAURA 中国患者 17.8 / AENEAS 中国患者 19.3

　　与第一代 EGFR-TKI 类药物相比，第二代和第三代 EGFR-TKI 类药物使患者的总生存时间（指从治疗开始到任何原因死亡的时间间隔）显著延长，在治疗意向人群中，第二代 EGFR-TKI 类药物达可替尼和第三代 EGFR-TKI 类药物奥希替尼的总生存时间长达 34.1 个月和 38.6 个月。在亚洲患者中，达可替尼的总生存时间长达 37.7

个月；在中国患者中，奥希替尼的总生存时间达 33.1 个月。

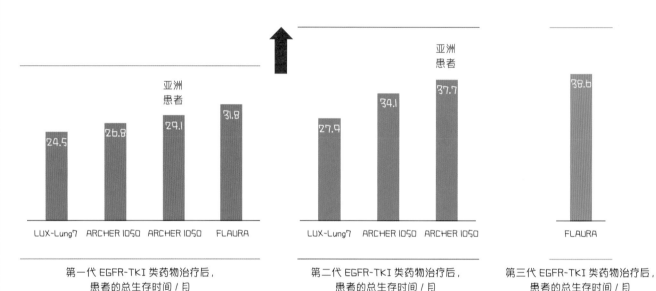

第一代 EGFR-TKI 类药物治疗后，
患者的总生存时间 / 月

第二代 EGFR-TKI 类药物治疗后，
患者的总生存时间 / 月

第三代 EGFR-TKI 类药物治疗后，
患者的总生存时间 / 月

　　EGFR 突变的晚期非小细胞肺癌患者在接受第一代或第二代 EGFR-TKI 类药物治疗后，多数在 9 ~ 14 个月后产生耐药，产生耐药的原因有 50% 是由于发生了新突变（T790M 突变）。对于这类 T790M 突变的耐药人群，第三代 EGFR-TKI 类药物具有较好的治疗效果。

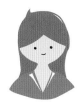 第一代、第二代 EGFR-TKI 类药物治疗后 第三代 EGFR-TKI 类药物

EGFR 突变　　　　　　　　　　　　　　　发生 *T790M* 突变

使用第三代 EGFR-TKI 类药物一段时间后患者会出现耐药，由于其耐药原因较为复杂，可以选择化疗、抗血管生成治疗或局部治疗，也可以根据再次组织活检和基因检测结果来判断耐药的原因，由医生综合判断后制订后续治疗方案。

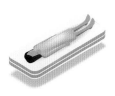 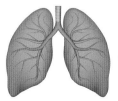 第三代 EGFR-TKI 类药物治疗后 没有其他明确的治疗方案

EGFR 突变　　　　　　　　　　　　　　　耐药机制复杂

EGFR-TKI 类药物在晚期非小细胞肺癌患者的疗效

EGFR-TKI 类药物显著改善了 *EGFR* 突变的晚期非小细胞肺癌患者的生存时间，与传统化疗相比，EGFR-TKI 类药物的不良反应更小，因此，EGFR-TKI 类药物已成为 *EGFR* 突变的晚期非小细胞肺癌患者的标准一线治疗选择。

EGFR-TKI 类药物分为第一代、第二代和第三代，在发挥抗癌作用时各有特点。第一代 EGFR-TKI 类药物与 EGFR 靶点的结合是可逆的，容易出现耐药；第二代和第三代 EGFR-TKI 类药物与 EGFR 靶点的结合是不可逆的，较第一代 EGFR-TKI 类药物具有更强的抑制能力，可以更加有效地抑制肿瘤细胞的生长。

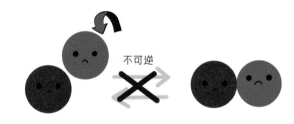

第一代 EGFR-TKI 类药物　　　　第二代、第三代 EGFR-TKI 类药物

可逆　　　不可逆

肿瘤细胞　　　　　　肿瘤细胞

EGFR-TKI 类药物在早中期非小细胞肺癌患者的疗效

EGFR-TKI 类药物亦可用于伴有 *EGFR* 突变的早中期非小细胞肺癌患者的术后辅助治疗。

《中国临床肿瘤学会（CSCO）非小细胞肺癌诊疗指南（2022 版）》推荐 *EGFR* 突变的晚期非小细胞肺癌患者应首选 EGFR-TKI 类药物治疗，同时推荐 EGFR-TKI 类药物用于伴有 *EGFR* 突变的早中期非小细胞肺癌患者的术后辅助治疗。

EGFR-TKI 类药物的使用推荐

分期	分层	Ⅰ级推荐	Ⅱ级推荐	Ⅲ级推荐
ⅡA、ⅡB 期非小细胞肺癌	适宜手术的患者	根治性手术且术后检测为 *EGFR* 敏感突变的患者，术后奥希替尼（辅助化疗后）或埃克替尼辅助治疗		
临床 ⅢA 期和 ⅢB 期（T3N2M0）非小细胞肺癌（通过 PET-CT、经支气管镜腔内超声或纵隔镜进行淋巴结分期）	术后病理检测为 *EGFR* 敏感突变型	根治性手术患者，术后奥希替尼（辅助化疗后）或埃克替尼辅助治疗	根治性手术患者，术后吉非替尼或厄洛替尼辅助治疗	

分期	分层	I 级推荐	II 级推荐	III 级推荐
不可切除的 III A 期、III B 期、III C 期非小细胞肺癌	体力状况评分 2 分		靶向治疗方案参考 IV 期驱动基因阳性非小细胞肺癌方案（限驱动基因阳性患者）	
IV 期 *EGFR* 敏感突变的非小细胞肺癌患者的一线治疗		吉非替尼、厄洛替尼、埃克替尼、阿法替尼、达可替尼、阿美替尼	★吉非替尼或厄洛替尼＋化疗（体力状况评分为 0~1 分） ★厄洛替尼＋贝伐珠单抗 ★阿美替尼	
IV 期 *EGFR* 敏感突变的非小细胞肺癌患者的后线治疗	寡进展或中枢神经系统进展	继续原 EGFR-TKI 类药物治疗＋局部治疗	再次活检明确耐药机制	
IV 期 *EGFR* 敏感突变的非小细胞肺癌患者的后线治疗	广泛进展	★第一代和第二代 EGFR-TKI 类药物一线治疗失败后再次进行活检，*T790M* 阳性者采用奥希替尼或阿美替尼或伏美替尼 ★再次活检 *T790M* 阴性者或者第三代 EGFR-TKI 类药物治疗失败者采用含铂双药化疗±贝伐珠单抗（非鳞状细胞癌）	★再次活检评估其他耐药机制 ★再次活检 *T790M* 阳性者采用含铂双药化疗±贝伐珠单抗（非鳞状细胞癌）	培美曲塞＋顺铂＋贝伐珠单抗＋信迪利单抗

EGFR-TKI 类药物的药物经济学

第一代、第二代与第三代 EGFR-TKI 类药物均已在我国上市，且大多数 EGFR-TKI 类药物纳入了医保（主要针对晚期非小细胞肺癌患者），使患者能够以可承受的价格接受 EGFR-TKI 类药物治疗，大大减轻了患者及其家庭的经济负担。

EGFR-TKI 类药物的出现对延长 EGFR 突变的非小细胞肺癌患者的生存时间非常有效。相对于化疗来说，EGFR-TKI 类药物引发的不良反应更小，未来会有更多患者通过接受 EGFR-TKI 类药物治疗而获益。

 什么是 ALK 靶向药物

ALK 是一种跨膜受体酪氨酸激酶，在非小细胞肺癌等多种恶性肿瘤中 ALK 基因突变或染色体易位导致了 ALK 信号通路异常表达，促进了肿瘤进展，从而导致患者较差的预后。在中国非小细胞肺癌患者中，ALK 重排阳性率约为 5.6%。

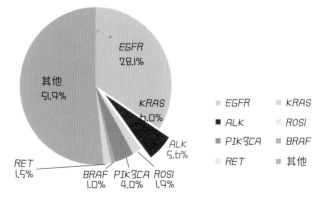

中国非小细胞肺癌驱动基因突变率

ALK 靶向药物如何发挥作用

ALK 靶向药物主要指 ALK-TKI 类药物，通过与 ALK 融合蛋白竞争性结合，抑制下游信号通路，最终抑制非小细胞肺癌患者体内肿瘤细胞的生存和增殖。

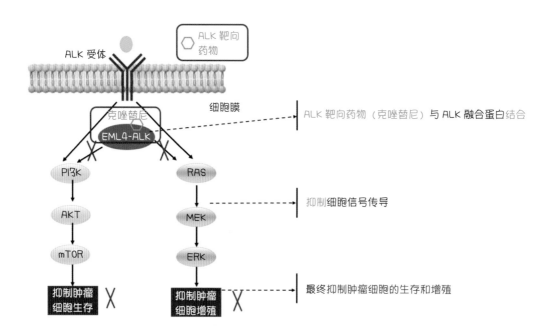

ALK 靶向药物情况介绍

　　国内获批治疗 ALK 重排的晚期非小细胞肺癌患者的药物有克唑替尼、塞瑞替尼、阿来替尼、恩沙替尼、布格替尼和洛拉替尼等。

克唑替尼（第一代 ALK-TKI 类药物）

适应证　用于 ALK 重排的局部晚期或转移性非小细胞肺癌患者的治疗。

用法用量　每次 250mg 口服，每日 2 次，与食物同服或不同服。

塞瑞替尼（第二代 ALK-TKI 类药物）

适应证　用于 ALK 重排的局部晚期或转移性非小细胞肺癌患者的治疗。

用法用量　每次 450mg 口服，每日 1 次，应在每日相同的时间服用，与食物同服。

阿来替尼（第二代 ALK-TKI 类药物）

适应证　用于 ALK 重排的局部晚期或转移性非小细胞肺癌患者的治疗。

用法用量　每次 600mg 口服，每日 2 次，随餐服用。

恩沙替尼（第二代 ALK-TKI 类药物）

适应证　用于 ALK 重排的局部晚期或转移性非小细胞肺癌患者的治疗。

用法用量　每次 225mg 口服，每日 1 次，应在每日相同的时间服用，空腹或与食物同服。

布格替尼（第二代 ALK-TKI 类药物）

适应证　用于 ALK 重排的局部晚期或转移性非小细胞肺癌患者的治疗。

用法用量　前 7 日每次 90mg 口服，每日 1 次；然后增加剂量至每次 180mg 口服，每日 1 次。与食物同服或不同服。

洛拉替尼（第三代 ALK-TKI 类药物）

适应证　用于 ALK 重排的局部晚期或转移性非小细胞肺癌患者的治疗。

用法用量　每次 100mg 口服，每日 1 次。与食物同服或不同服。

ALK-TKI 类药物的临床疗效

传统化疗对 ALK 重排的晚期非小细胞肺癌患者的疗效并不理想，ALK-TKI 类药物极大地改善了这些患者的治疗效果。

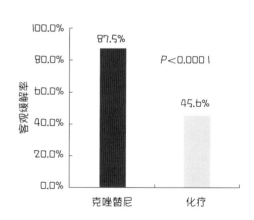

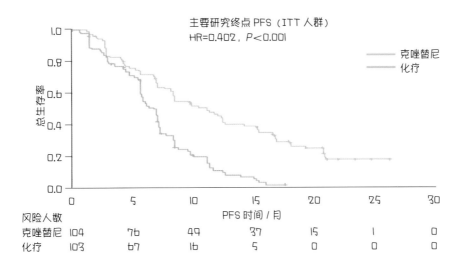

主要研究终点 PFS（ITT 人群）
HR=0.402，P<0.001

克唑替尼
化疗

总生存率

PFS 时间 / 月

风险人数							
克唑替尼	104	76	49	37	15	1	0
化疗	103	67	16	5	0	0	0

　　与化疗相比，ALK-TKI 类药物显著提高了 *ALK* 重排的晚期非小细胞肺癌患者的临床疗效（客观缓解率），延长了患者的无进展生存时间。

　　第一代 ALK-TKI 类药物克唑替尼序贯使用后代 ALK-TKI 类药物，使部分晚期非小细胞肺癌患者的生存时间达 7 年以上。

　　一线口服塞瑞替尼（450mg，随餐服用）治疗 *ALK* 重排的晚期非小细胞肺癌亚裔患者，独立评审委员会评估的无进展生存时间未达到，3 年无进展生存率为 58.9%。

一线使用布格替尼治疗 *ALK* 重排的晚期非小细胞肺癌患者，研究者评估的无进展生存时间为 30.8 个月；独立评审委员会评估的无进展生存时间为 24.0 个月，布格替尼一线治疗完全缓解患者比例达 24%。其中脑转移患者一线使用布格替尼后独立评审委员会评估的无进展生存时间可达 24.0 个月，这部分患者的 4 年总生存率达 71%。

一线使用阿来替尼治疗 *ALK* 重排的晚期非小细胞肺癌患者，研究者评估的患者无进展生存时间可达 34.8 个月。

第三代 ALK-TKI 类药物洛拉替尼一线治疗 *ALK* 重排的晚期非小细胞肺癌患者，独立评审委员会评估的无进展生存时间未达到，3 年无进展生存率为 63.5%。其中脑转移患者一线使用洛拉替尼后，独立评审委员会评估的无进展生存时间未达到，3 年无进展生存率为 50.3%。洛拉替尼一线治疗后，独立评审委员会评估的颅内无进展生存时间未达到，3 年颅内无进展生存率为 92.3%；其中有可测量脑转移灶患者颅内完全缓解率为 72.2%，无脑转移患者的 3 年颅内无进展生存率为 99.1%。

 ## ALK-TKI 类药物的治疗地位和药物经济学

《中国临床肿瘤学会（CSCO）非小细胞肺癌诊疗指南（2022 版）》一线推荐首选 ALK-TKI 类药物（阿来替尼、克唑替尼、塞瑞替尼、布格替尼、洛拉替尼）治疗 *ALK* 重排的晚期非小细胞肺癌。

目前，临床常用的 ALK-TKI 类药物（克唑替尼、阿来替尼和塞瑞替尼）均已纳入医保，国产 ALK-TKI 类药物恩沙替尼二线适应证也在 2021 年底纳入国家医保目录，药品可及性增强并切实减轻了患者及其家庭的经济负担。

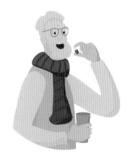

ALK–TKI 类药物的使用推荐

分期	分层	I 级推荐	II 级推荐	III 级推荐
晚期 ALK 重排的非小细胞肺癌一线治疗方案		阿来替尼（优先推荐）、克唑替尼、塞瑞替尼、布格替尼、洛拉替尼	含铂双药化疗±贝伐珠单抗（非鳞状细胞癌）	
IV 期 ALK 重排的非小细胞肺癌后线治疗方案	寡进展或中枢神经系统进展	★原 ALK-TKI 类药物治疗＋局部治疗 ★阿来替尼或塞瑞替尼（限克唑替尼一线治疗）、恩沙替尼		
	广泛进展	★第一代 ALK-TKI 类药物一线治疗失败：阿来替尼或塞瑞替尼 ★第二代 ALK-TKI 类药物一线治疗失败或第一代和第二代 ALK-TKI 类药物治疗均失败：含铂双药化疗±贝伐珠单抗（非鳞状细胞癌）	★第一代 ALK-TKI 类药物一线治疗失败：恩沙替尼 ★含铂双药化疗±贝伐珠单抗（非鳞状细胞癌） ★活检评估耐药机制	★第一代 ALK-TKI 类药物一线治疗失败：布格替尼 ★第二代 ALK-TKI 一线治疗失败或第一代和第二代 ALK-TKI 类药物治疗均失败：洛拉替尼

什么是 ROS1 靶向药物

ROS1 是一种独特的受体酪氨酸激酶，与 ALK 同属胰岛素样受体酪氨酸激酶超家族成员。ROS1 突变主要发生在肺腺癌，很少在肺鳞状细胞癌中出现。在我国非小细胞肺癌患者中，ROS1 突变率约为 1.9%。

ROS1 靶向药物如何发挥作用

ROS1 靶向药物主要指 ROS1-TKI 类药物，通过与 ROS1 蛋白的酪氨酸激酶结合，抑制下游信号通路，最终抑制肿瘤细胞的生存和增殖。

ROS1 靶向药物情况介绍

克唑替尼已于 2017 年 9 月被批准用于 ROS1 突变的晚期非小细胞肺癌患者的治疗。

克唑替尼
适应证　用于 ROS1 突变的晚期非小细胞肺癌患者的治疗。
用法用量　每次 250mg 口服，每日 2 次，与食物同服或不同服。

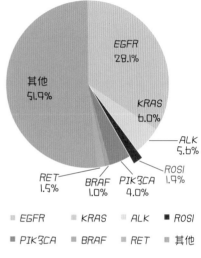

中国非小细胞肺癌驱动基因突变率

恩曲替尼

适应证　用于 *ROS1* 突变的晚期非小细胞肺癌患者的治疗。

用法用量　成人患者每次 600mg 口服，每日 1 次；年满 12 岁儿童患者的推荐剂量为 300mg/m² 口服，每日 1 次。与食物同服或不同服，但不应与葡萄柚或葡萄柚汁同服。

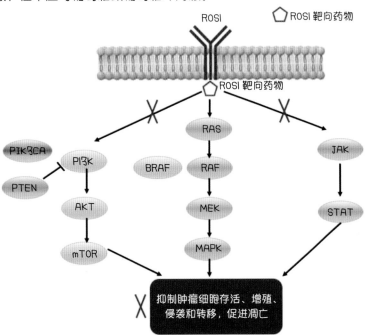

ROS1-TKI 类药物的临床疗效

克唑替尼治疗 *ROS1* 突变的晚期非小细胞肺癌患者的中位无进展生存时间为 19.3 个月，中位生存时间为 51.4 个月，无 4 级及以上治疗相关不良事件、无因治疗相关不良事件导致的永久性停药。

 ## ROS1-TKI 类药物的治疗地位

《中国临床肿瘤学会（CSCO）非小细胞肺癌诊疗指南（2022 版）》一线推荐首选克唑替尼治疗 *ROS1* 突变的晚期非小细胞肺癌。目前，克唑替尼已纳入医保，药品可及性增强并切实减轻了患者及其家庭的经济负担。

ROS1 类药物的使用推荐

分期	分层	I 级推荐	II 级推荐	III 级推荐
IV 期 *ROS1* 融合的非小细胞肺癌一线治疗方案		克唑替尼	含铂双药化疗 ± 贝伐珠单抗（非鳞状细胞癌）	恩曲替尼
IV 期 *ROS1* 融合的非小细胞肺癌二线治疗方案	寡进展或中枢神经系统进展	原 TKI 治疗 + 局部治疗		
	广泛进展	含铂双药化疗 ± 贝伐珠单抗（非鳞状细胞癌）	参加 ROS1 抑制剂临床研究	

分期	分层	Ⅰ级推荐	Ⅱ级推荐	Ⅲ级推荐
Ⅳ期 ROS1 融合的非小细胞肺癌三线治疗方案	体力状况评分 0～2 分	单药化疗	★ 单药化疗＋贝伐珠单抗（非鳞状细胞癌） ★ 参加 ROS1 抑制剂临床研究	

 ## 其他少见驱动基因的突变率

在中国，非小细胞肺癌患者 BRAF 突变率约为 1.0%，RET 重排阳性率约为 1.5%，PIK3CA 突变率约为 4.0%，其他还包括 NTRK 融合突变、Met 14 外显子跳跃突变、HER2 突变等。

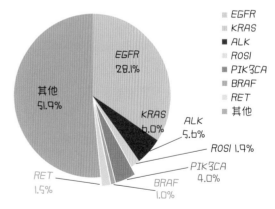

中国非小细胞肺癌驱动基因突变率

35

少见驱动基因的靶向药物情况介绍

　　截至目前，少见驱动基因靶向药物国内获批情况如下。

　　达拉非尼 + 曲美替尼适用于 *BRAF V600* 突变的晚期非小细胞肺癌患者。

　　普拉替尼适用于既往接受过含铂化疗的 *RET* 基因融合的局部晚期或转移性非小细胞肺癌患者。塞尔帕替尼也适用于这类患者，已在美国获批，获得《中国临床肿瘤学会（CSCO）非小细胞肺癌诊疗指南（2022 版）》的 Ⅲ 级推荐。

　　赛沃替尼适用于含铂化疗后疾病进展或不耐受标准含铂化疗的、具有间质 - 上皮转化因子（MET）14 外显子跳跃突变的局部晚期或转移性非小细胞肺癌患者。卡马替尼和特泊替尼也适用于这类患者，已在美国获批，获得《中国临床肿瘤学会（CSCO）非小细胞肺癌诊疗指南（2022 版）》的 Ⅲ 级推荐。

　　拉罗替尼适用于 *NTRK* 融合突变的局部晚期或转移性成人和儿童的实体瘤患者。

　　恩曲替尼适用于 *NTRK* 融合突变的局部晚期或转移性成人和 12 岁及以上儿童的实体瘤患者。

　　吡咯替尼联合卡培他滨适用于 *HER2* 阳性、既往未接受过或接受过曲妥珠单抗治疗的复发性转移性乳腺癌患者（对于 *HER2* 突变的肺癌患者，吡咯替尼尚未取得适应证，获得《中国临床肿瘤学会（CSCO）非小细胞肺癌诊疗指南（2022 版）》*HER2* 突变非小细胞肺癌后线治疗的 Ⅲ 级推荐）。

少见驱动基因突变的非小细胞肺癌患者的治疗推荐

　　《中国临床肿瘤学会（CSCO）非小细胞肺癌诊疗指南（2022 版）》中提到的上述少见驱动基因突变的晚期非小细胞肺癌的治疗推荐如下。

少见驱动基因突变的晚期非小细胞肺癌的治疗推荐

分期	分层	Ⅰ级推荐	Ⅱ级推荐	Ⅲ级推荐
Ⅳ期 *BRAF V600E* 突变的非小细胞肺癌一线治疗方案		参考Ⅳ期无驱动基因非小细胞肺癌一线治疗方案的Ⅰ级推荐部分	达拉非尼 + 曲美替尼	参考Ⅳ期无驱动基因非小细胞肺癌一线治疗方案的Ⅲ级推荐部分
Ⅳ期 *MET 14* 外显子跳跃突变的非小细胞肺癌一线治疗方案		参考Ⅳ期无驱动基因非小细胞肺癌一线治疗方案的Ⅰ / Ⅱ级推荐部分	卡马替尼或特泊替尼	
Ⅳ期 *NTRK* 融合的非小细胞肺癌一线治疗方案		参考Ⅳ期无驱动基因非小细胞肺癌一线治疗方案的Ⅰ / Ⅱ级推荐部分	恩曲替尼或拉罗替尼	
Ⅳ期 *RET* 融合的非小细胞肺癌一线治疗方案		参考Ⅳ期无驱动基因非小细胞肺癌一线治疗方案的Ⅰ / Ⅱ级推荐部分	塞尔帕替尼	
Ⅳ期 *HER2* 突变的非小细胞肺癌一线治疗方案		参考Ⅳ期无驱动基因非小细胞肺癌的一线治疗方案		

分期	分层	I 级推荐	II 级推荐	III 级推荐
IV期 *BRAF V600E* 突变 / *NTRK* 融合的非小细胞肺癌后线治疗方案		★靶向治疗或参考IV期无驱动基因非小细胞肺癌后线策略（一线未用靶向治疗） ★参考IV期驱动基因阳性非小细胞肺癌后线治疗策略（一线靶向治疗）		
IV期 *MET 14* 外显子跳跃突变的非小细胞肺癌后线治疗方案		根据一线治疗是否采用靶向治疗，参考IV期驱动基因阳性 / 阴性的非小细胞肺癌后线治疗方案的 I 级推荐部分	赛沃替尼（一线未用靶向治疗）	卡马替尼或特泊替尼（一线未用靶向治疗）
IV期 *RET* 融合的非小细胞肺癌后线治疗方案		根据一线治疗是否采用靶向治疗，参考IV期驱动基因阳性 / 阴性的非小细胞肺癌后线治疗方案的 I 级推荐部分	普拉替尼（一线未用靶向治疗）	塞尔帕替尼（一线未用靶向治疗）
IV期 *HER2* 突变的非小细胞肺癌后线治疗方案		参考IV期无驱动基因非小细胞肺癌后线治疗方案的 I / II 级推荐部分	吡咯替尼	

第三章

靶向药物的不良反应

为什么 EGFR 靶向药物会出现不良反应

EGFR-TKI 类药物通过抑制 EGFR 通路发挥抗肿瘤作用，但 EGFR 不仅在肿瘤组织中高表达，也会存在于正常组织中。因此，肿瘤患者在接受 EGFR-TKI 类药物治疗的同时，也会损伤部分正常细胞的功能，从而出现不良反应。

 ## EGFR-TKI 类药物相关不良反应有哪些

不同 EGFR-TKI 类药物常见的不良反应及发生率
EGFR-TKI 类药物的常见不良反应包括皮疹、腹泻、甲沟炎、口腔黏膜炎、肝损伤、间质性肺炎等。

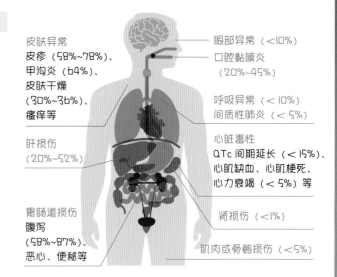

皮肤异常
皮疹（58%~78%）、
甲沟炎（64%）、
皮肤干燥
（30%~36%）、
瘙痒等

肝损伤
（20%~52%）

胃肠道损伤
腹泻
（58%~87%）、
恶心、便秘等

眼部异常（<10%）
口腔黏膜炎
（20%~45%）

呼吸异常（<10%）
间质性肺炎（<5%）

心脏毒性
QTc 间期延长（<15%）、
心肌缺血、心肌梗死、
心力衰竭（<5%）等

肾损伤（<1%）

肌肉或骨骼损伤（<5%）

不良反应及发生率

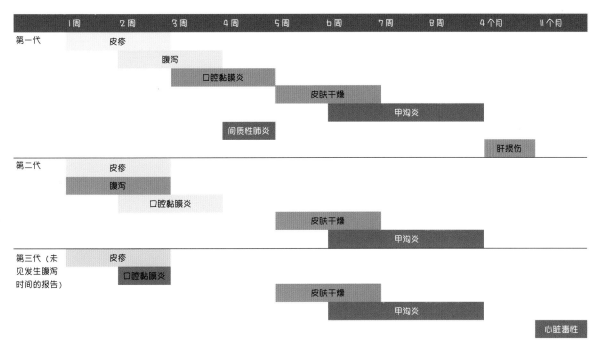

常见不良反应的发生时间

EGFR-TKI 类药物常见不良反应的主要临床症状

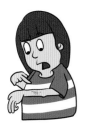

皮疹

注：丘疹、脓疱疹，伴瘙痒、皮肤干燥。

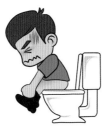

腹泻

注：大便次数增多，性状改变。

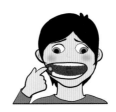

口腔黏膜炎

注：口腔红斑、水肿、溃疡、疼痛、吞咽困难、味觉异常。

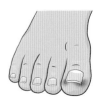

甲沟炎

注：指（趾）甲根部边缘红肿、疼痛，两侧甲沟发炎、溃疡，指（趾）甲内嵌。

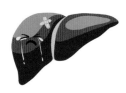

肝损伤

注：乏力、食欲减退、厌油、肝区胀痛及上腹不适；全身皮肤黄染、大便颜色变浅、皮肤瘙痒等。

心脏毒性

注：心电图表现为 QTc 间期延长；患者或表现为心力衰竭症状，如呼吸困难、乏力、水肿；或表现为心房颤动症状，如心悸、胸闷、运动耐量下降。

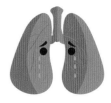

间质性肺炎

注：咳嗽（以干咳为主）、呼吸困难、发热。

不同 EGFR-TKI 类药物不良反应谱的区别

EGFR-TKI 类药物均会发生皮肤和胃肠道相关不良反应

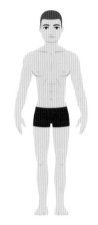

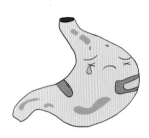

皮肤相关不良反应

注：痤疮样皮疹在皮肤相关不良反应中发生率高达 80%，还可表现为瘙痒症、干燥症、甲沟炎、脱发、多毛症等。

胃肠道相关不良反应

注：腹泻为最常见的症状，还可表现为恶心、呕吐、黏膜炎、脱水等。

不同 EGFR-TKI 类药物不良反应谱有所不同

严重不良反应（≥3 级的皮疹、腹泻、口腔黏膜炎、甲沟炎）在不同 EGFR-TKI 类药物中均有发生，在第二代 EGFR-TKI 类药物中更为常见。这些不良反应均为 EGFR-TKI 类药物的常见不良反应，可控、易管理；≥3 级的肝损伤和间质性肺炎在第一代 EGFR-TKI 类药物中发生率较高；心脏毒性（QTc 间期延长、心力衰竭、心房颤动、心肌梗死、心包积液等）在奥希替尼中发生率较高。

EGFR-TKI 类药物的不良反应发生率

不良反应	发生率		
	第一代 EGFR-TKI 类药物	第二代 EGFR-TKI 类药物	第三代 EGFR-TKI 类药物
皮疹（≥3级）	1.1% ~ 2.7%	8.8% ~ 13.0%	2.2%
腹泻（≥3级）	3.5% ~ 8.8%	13.7% ~ 15.0%	1.1%
口腔黏膜炎（≥3级）	0.4% ~ 1.2%	3.5% ~ 5.4%	1%
甲沟炎（≥3级）	1.3% ~ 4.3%	7.5% ~ 11.4%	< 1%
肝损伤（≥3级）	5.4% ~ 18.0%	0.9% ~ 1.7%	1%
间质性肺炎（≥3级）	0.6% ~ 2.2%	0.6%	1%
心脏毒性	QTc 间期延长 5%	0	QTc 间期延长 15%；心力衰竭 2.3%，心房颤动 1.2%；心肌梗死 0.7%；心包积液 0.6%

注：≥3 级的不良反应为严重不良反应。

为什么 ALK 靶向药物会出现不良反应

任何药物都可能引起不良反应，靶向药物进入人体后会特异性选择致癌位点发挥作用，不良反应较轻。引发不良反应的原因主要涉及药理作用、个体差异和给药方法等。

 ## ALK 靶向药物的相关不良反应有哪些

ALK 靶向药物相关不良反应主要包括腹泻、恶心、呕吐、便秘、疲劳和转氨酶升高，一般为 1~2 级，较轻微，患者耐受性良好。

 ## 不同 ALK 靶向药物不良反应谱的区别

尽管不同 ALK 靶向药物相关不良反应发生率相似，但不同药物之间不良反应存在一定差异，尤其以严重不良反应差异更为明显。

不同 ALK 靶向药物的常见不良反应

胃肠、肝胆和全身是 ALK 靶向药物相关不良反应的常见发生部位，具体表现如下。

不同部位 ALK 靶向药物相关不良反应的发生情况

部位	ALK 靶向药物		
	克唑替尼	塞瑞替尼	阿来替尼
胃肠	恶心、腹泻、呕吐、便秘、食欲减退	腹泻、恶心、呕吐、食欲减退、便秘、腹痛	便秘、恶心
肝胆	转氨酶升高	肝脏实验室检查异常	胆红素升高
全身	水肿、疲乏	体重减轻、疲乏	水肿

不同 ALK 靶向药物的严重不良反应

ALK 靶向药物的严重不良反应（≥3级）以塞瑞替尼发生率最高。不同靶向药物的安全谱略有不同，应根据患者的具体情况选择合适的靶向药物。

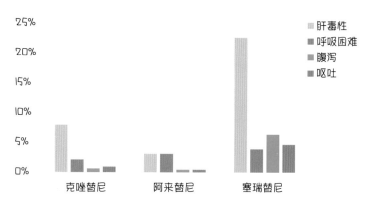

ALK 靶向药物相关严重不良反应发生率的比较

ROS1 靶向药物的相关不良反应有哪些

目前克唑替尼是我国临床常用的 ROS1 靶向药物，其不良反应可以参考 ALK 靶向药物的相关内容。

【附】不良反应的严重程度分级（CTCAE 5.0）

1 级	轻度 或无症状、轻微 或仅为临床、诊断所见 或无须治疗
2 级	中度 或需要较少、局部或非侵入性治疗 或与年龄相当的工具性日常生活活动受限
3 级	严重或具有重要医学意义，但不会立即危及生命 或导致住院、延长住院时间 或致残 或自理性日常生活活动受限
4 级	危及生命 或需要紧急治疗
5 级	与不良事件相关的死亡

第四章

胃肠道不良反应的管理

在靶向治疗过程中胃肠道不良反应的高危因素有哪些

在靶向治疗过程中，常见的胃肠道不良反应包括腹泻、恶心、呕吐、便秘等。靶向药物本身具有较高的胃肠道不良反应发生率，发生率通常在 10% 以上，十分常见。如果伴有以下因素，患者更容易出现胃肠道不良反应。

联合化疗、肠道功能障碍或特殊人群

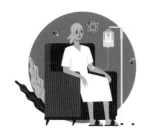

联合化疗

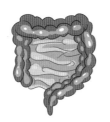

肠动力改变、肠道
菌群改变等

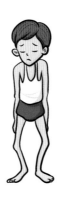

低体重者（< 50kg）

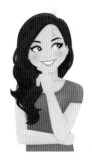

女性

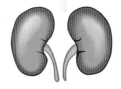

伴有肾功能损伤者

肠梗阻、前庭功能障碍、脑转移或电解质紊乱

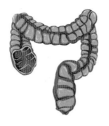

肠梗阻

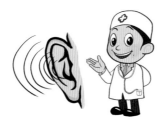

前庭功能障碍

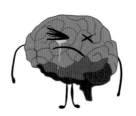

脑转移

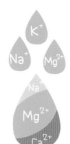

电解质紊乱

尿毒症、联合使用阿片类药物、胃轻瘫、精神心理因素

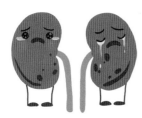

尿毒症

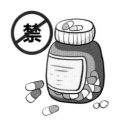

联合使用阿片类药物

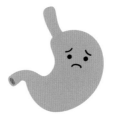

胃轻瘫

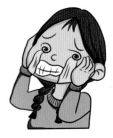

精神心理因素
（如抑郁等）

联合应用其他药物、代谢性疾病、营养不均衡或高龄等

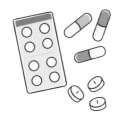

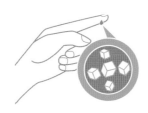

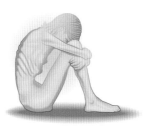

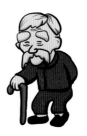

联合应用其他药物（降糖药、抗抑郁药、铁剂、抗酸药等）

伴有代谢性疾病、腹部或盆腔肿块、神经系统疾病、癌痛

日常饮食中膳食纤维摄入不足、厌食症、食物和液体摄入不足

如厕时缺乏隐私观念、高龄、日常活动受限

 胃肠道不良反应的主要临床症状有哪些

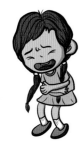

腹泻

注：大便次数增多、性状改变，如稀便、水样便、黏液便或脓血便。

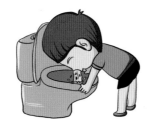

恶心、呕吐

注：食欲减退，呕吐胃内容物等。

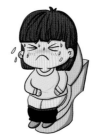

便秘

注：排便困难、腹部不适、排便次数减少、排便不尽感等。

51

如何应对靶向治疗过程中的胃肠道不良反应

一旦发生胃肠道不良反应，患者应及时告知医生，医生将根据不良反应的严重程度对患者进行对症治疗。

常见胃肠道不良反应的应对

不良反应	级别	症状	对症治疗
腹泻	1级（轻度）	每天排便次数＜4次；排出物轻度增加	★第一次稀便后，服用止泻药洛哌丁胺4mg，此后每次腹泻后或每隔4小时服用2mg（1粒）（最高16mg/d）
	2级（中度）	每天排便次数4～6次；排出物中度增加；日常生活中工具使用受限	★若无缓解，则应在医生的指导下添加益生菌、思密达、可待因（30mg，每日2次）、奥曲肽（100～150mg，每日3次，皮下注射）等治疗
	3级（重度）	每天排便次数≥7次；排出物重度增加；日常生活中自理能力受限	★增加止泻药剂量 ★若无缓解，则应在12～24小时后入院治疗
	4级	危及生命	★应在医生的指导下静脉输注电解质或补充液体

不良反应	级别	症状	对症治疗
恶心、呕吐	1级（轻度）	恶心：在饮食习惯没有改变的情况下食欲减退；呕吐：24小时内呕吐1～2次，间隔5分钟	★联合应用止吐药、糖皮质激素（甲氧氯普胺、地塞米松、苯海拉明）以提高止吐效果
	2级（中度）	恶心：口服摄入量减少，无明显体重减轻、脱水或营养不良；呕吐：24小时内呕吐3～5次，间隔5分钟	★根据医生的建议，必要时每日1次氯丙嗪治疗 ★呕吐：1级无须干预；2级需要门诊补液，进行药物干预
	3级（重度）	恶心：口服热量或液体摄入不足；呕吐：24小时内呕吐≥6次，间隔5分钟	★应用昂丹司琼、格拉司琼等治疗，脱水严重时应适当补充水、电解质，维持机体内环境稳定 ★呕吐：管饲、全胃肠外营养（TPN）或住院治疗
便秘			★应用通便药：口服药、栓剂或灌肠剂

注意日常护理
腹泻

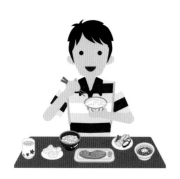

饮食建议

注：乳糖不耐受者应停止食用含乳糖食物；少食多餐，选择易消化、低脂、高维生素、高热量食物；避免刺激性、过敏性、过冷、过热及产气多的食物。

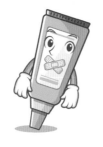

肛周皮肤护理建议

注：保持肛周皮肤清洁、干燥和舒适；可局部涂抹芝麻油、抗生素软膏或氧化锌软膏等。

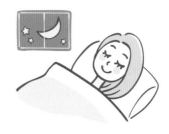

其他护理建议

注：注意腹部保暖，避免对腹部按摩、压迫腹部；保证睡眠环境的舒适。

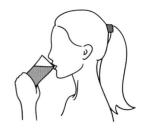

每天饮用 8～10 杯温水（2 000～2 500mL）

恶心、呕吐

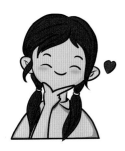

保持心情愉快

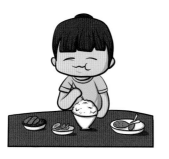

注重食物的色、香、味，
调整饮食结构以增加食欲

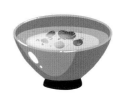

应进食清淡、易消化、营养
丰富的流质或半流质饮食，
避免辛辣食物，食物温度应
适中，少食多餐

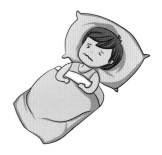

睡眠环境应安静、
舒适、整洁，保证充足
的睡眠时间

便秘

1. 补充膳食纤维　膳食纤维含量较为丰富的食物包括麦麸、水果、蔬菜、燕麦、玉米、大豆、果胶等。如有粪便嵌塞，应先排出粪便，再补充膳食纤维。

2. 养成良好的排便习惯　对于经常便秘者，一定要注意合理安排排便时间，定时排便，养成良好的排便习惯。

3. 积极锻炼身体　散步、慢跑、太极拳、转腰抬腿、深呼吸等运动以及文艺活动、体力劳动都可增加胃肠活力、增进食欲，使膈肌、腹肌、肛门括约肌得到锻炼，提高排便动力，预防便秘。

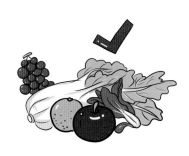

多吃蔬菜和水果，增加膳食纤维的摄入

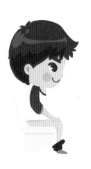

养成良好的排便习惯

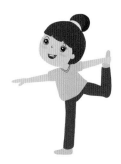

适量运动

 服用靶向药物时如何预防胃肠道不良反应

腹泻

向医生提供治疗开始前的排便信息、用药情况及其他状况。建议采用低脂、低膳食纤维饮食，忌食咖啡因、酒精、脂肪、膳食纤维含量高的食物、奶制品、橘子汁、葡萄汁及辛辣食物，少食多餐。不得服用泻药，或遵医嘱使用。

恶心、呕吐

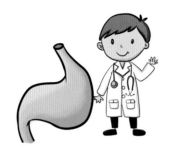

治疗前配合医生评估胃肠道功能

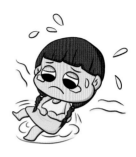

留意脱水的症状和体征，如黏膜干燥、尿量减少
以及低镁血症、低钾血症等电解质异常

便秘

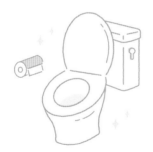

确保如厕时的隐私性和舒适性

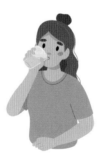

适当增加液体摄入

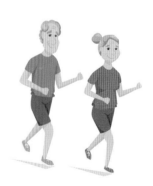

适当增加运动量

出现胃肠道不良反应后需要调整靶向药物吗

靶向药物引起的胃肠道不良反应多为1~2级，医生通常会以原剂量继续治疗。如果发生严重不良反应，医生会根据患者的情况调整靶向治疗方案。

针对胃肠道不良反应调整靶向治疗方案

不良反应	级别	治疗方案调整
腹泻	2级（持续或不耐受）	对于部分EGFR靶向药物，应暂停使用直至不良反应恢复至1级及以下；部分药物可减量继续使用
	≥3级	暂停使用靶向药物，直到症状缓解，之后降低剂量重启治疗
恶心、呕吐	≥3级	★暂停使用靶向药物，直到症状缓解；之后降低剂量重启治疗 ★建议在睡前服用ALK靶向药物，部分药物可以随餐服用
便秘	≥3级	暂停使用靶向药物，直到症状缓解，之后降低剂量重启治疗，部分药物可以按照原剂量重启治疗

药物减量后会影响疗效吗

出现严重不良反应时，医生通常会考虑降低靶向药物的剂量（结合疗效选择合理的剂量），如第二代EGFR-TKI类药物在降低剂量后同样有效。患者在应用第一代EGFR-TKI类药物时如果出现不能耐受的不良反应，只能短期暂停治疗，待症状缓解后再恢复原有的药物剂量。为了兼顾疗效和不良反应，具体剂量建议遵医嘱。

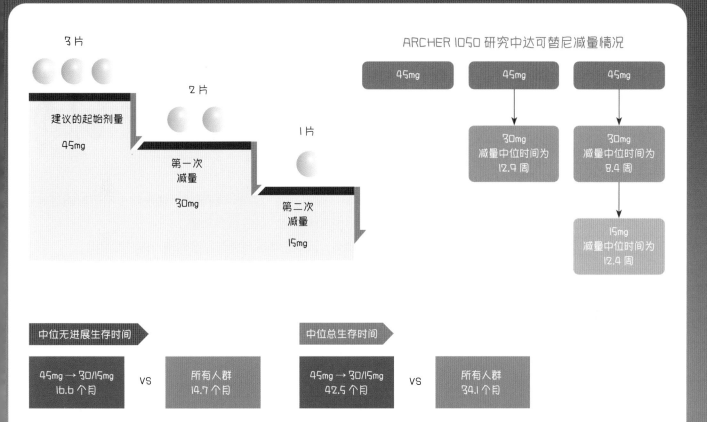

59

常用药物使用小贴士

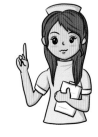

　　为了更好地应对胃肠道不良反应，患者应遵医嘱按时、按量服药，现以常用止泻药物蒙脱石散、洛哌丁胺为例介绍止泻药的使用方法。

蒙脱石散

用药时机　服药和吃饭的时间分开；在胃基本排空以后服药；服药后至少3小时内不要吃东西；建议选择清晨或晚上睡前服药，尤其是晚上睡前服药。

服用方法　一包药（3g）加入50mL温水中搅拌均匀，呈混悬液，边搅拌边服用。加水过少不但影响疗效，而且会导致便秘。治疗急性腹泻，首次用药剂量应加倍；如出现便秘，则应减少剂量。

联合用药　联合用药时，要注意用药的顺序、间隔时间，其他药物应与蒙脱石散间隔一段时间服用。

洛哌丁胺

　　治疗急性腹泻时，成人起始剂量为2粒，每次出现不成形便后服用1粒。治疗慢性腹泻时，成人起始剂量为2粒，之后调整剂量至能够维持每日1～2次正常排便，每日最大剂量不超过8粒。应做到"泻止药停"，否则极易发生麻痹性肠梗阻。若服用洛哌丁胺治疗48小时后患者临床症状无改善，应遵医嘱改用其他治疗方法。

第五章

肝脏相关不良反应的
管理

在靶向治疗过程中肝损伤的高危因素有哪些

在肺癌的靶向治疗过程中可能出现肝损伤，主要表现为胆红素升高、转氨酶升高、肝炎等，以下是引发肝损伤的高危因素。

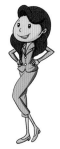

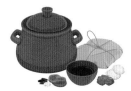

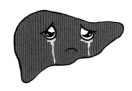

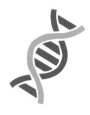

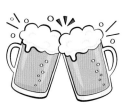

女性　　应用药物（中药、抗结　　基础疾病（如患有免疫　　遗传因素　　过量饮酒　　高龄
核药、抗生素以及解热　　缺陷综合征、乙型或丙
镇痛药等）　　型肝炎等感染性疾病）

 ## 肝损伤的临床症状主要有哪些

急性药物性肝损伤

急性药物性肝损伤（drug-induced liver injury，DILI）的临床表现通常缺乏特异性。多数患者可无明显症状，

仅有血清谷丙转氨酶（GPT）、谷草转氨酶（GOT）、碱性磷酸酶（ALP）和谷氨酰胺转移酶（GGT）等肝脏生化指标不同程度升高。

部分患者可表现为以下症状。

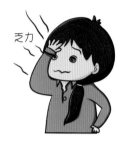

乏力

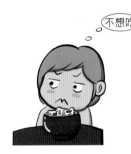

食欲减退

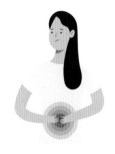

肝区胀痛及上腹不适等消化道症状

胆汁淤积明显者，可表现为以下症状。

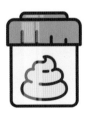

大便颜色变浅

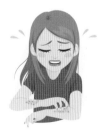

瘙痒

少数患者可以表现为以下症状。

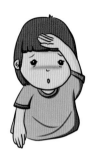

发热

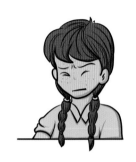

皮疹

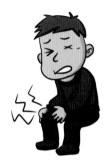

关节酸痛

慢性药物性肝损伤

　　慢性药物性肝损伤在临床上可表现为慢性肝炎、肝纤维化、代偿性和失代偿性肝硬化、慢性肝内胆汁淤积和胆管消失综合征（vanishing bile duct syndrome，VBDS）等。少数患者还可出现肝窦阻塞综合征（hepatic sinusoidal obstruction syndrome，SOS）/肝小静脉闭塞病（hepatic veno occlusive disease，VOD）及肝脏肿瘤等。SOS/VOD 可急性起病，伴有腹腔积液、黄疸、肝大等表现。

如何应对靶向治疗过程中的肝损伤

停药或调整用药方案

对于出现肝损伤的患者来说，首先要和医生沟通，及时停用可疑的导致肝损伤的药物。停药后，约 95% 患者的症状可自行改善甚至痊愈；少数发展为慢性，极少数进展为急性肝衰竭（acute liver failure，ALF）/亚急性肝衰竭（subacute liver failure，SALF）。

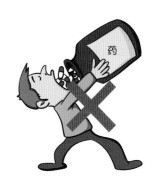

如果导致肝损伤的药物对治疗患者的原发疾病有效且不可替代，则在肝损伤恢复到正常或轻微异常（一般为 I 级）的情况下，可以在医生的指导下继续用药，并使用保肝药物；一旦发现该药对患者的伤害较大时，则应果断停用导致肝损伤的药物。

当患者服用 EGFR-TKI 类药物时，轻中度肝损伤无须调整用药剂量，但需要慎用；只有出现比较严重的肝损伤时，才建议患者停药。

当患者服用 ALK-TKI 类药物时，当谷丙转氨酶或谷草转氨酶升高 > 5 倍正常值上限且总胆红素 ≤ 2 倍正常值上限时，应暂时停药，并在谷丙转氨酶或谷草转氨酶恢复正常或 ≤ 3 倍正常值上限时恢复用药，但应减少剂量。

药物治疗

应根据肝损伤的程度及类型（轻中度、重度，混合型）选用适当的药物进行治疗。

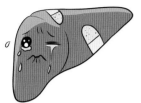 ★炎症较重的患者可试用双环醇和甘草酸制剂治疗。
★炎症较轻的患者可试用水飞蓟宾治疗。
★胆汁淤积型药物性肝损伤的患者可选用熊去氧胆酸治疗。

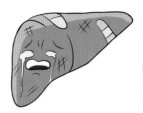 ★重型成人患者可选用还原型谷胱甘肽治疗。
★药物性急性肝衰竭/亚急性肝衰竭和失代偿性肝硬化等重症患者，可考虑进行肝移植治疗。

自我管理

当患者发现自己出现了肝损伤相关症状时，应及时告知医生。

在日常生活中患者应注意休息，进行适当运动，如散步、慢跑和太极拳等，这些运动既能强身健体，又可怡情养肝，达到保健的目的。

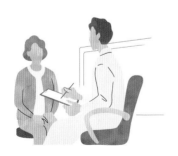

发现异常及时告知医生

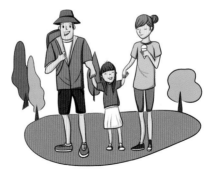

散步、慢跑

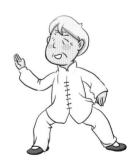

太极拳

在饮食上，应多吃新鲜蔬菜和水果，增加维生素的摄入；多吃高蛋白食物，如鱼、虾、精瘦肉、鸡鸭等，可促进肝细胞的修复；多吃菌类食物，如木耳、蘑菇、香菇等，可改善人体的免疫力；多吃水产品，如牡蛎、蟹、黄鱼、银鱼，可修复受损的肝细胞。要注意饮食卫生，多饮水可促进毒素排出。饮食清淡，不食辛辣、油腻以及刺激性食物，同时注意戒烟、戒酒。

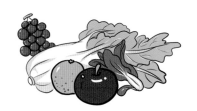

多吃新鲜蔬菜和水果

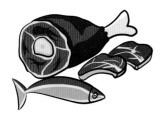

多吃高蛋白食物

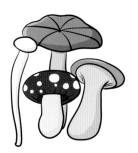

多吃菌类食物

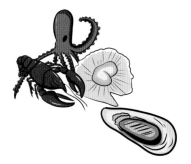

多吃水产品

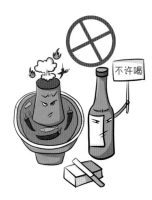

不吃辛辣、油腻以及刺激性
食物，戒烟、戒酒

服用靶向药物时如何预防肝脏相关不良反应

患者应提前了解靶向药物导致肝损伤的相关症状，以早期发现并识别肝损伤，及时告知医生，以便医生能够及时采取相关预防措施。

同时，患者应在治疗前后定期进行肝功能或肝脏生化指标检查，通常建议在服药前和治疗后的第3～4周进行谷丙转氨酶、碱性磷酸酶、胆红素、国际标准化比值（international normalized ratio，INR）或凝血酶原活动度（prothrombin activity，PTA）等指标的检查。

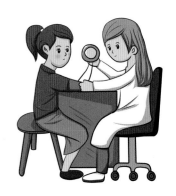

服用靶向药物期间，患者不要擅自服用其他药理作用不明的药物，尤其是中草药。合并其他疾病，如高血压、糖尿病等慢性疾病的患者，建议在临床药师的指导下用药。

同时，患者应戒除烟酒等不良嗜好，科学锻炼，增强体质。

 ## 常用药物使用小贴士

以下是常用于治疗肝损伤的药物，使用说明简述如下。

注射用甘草酸二铵
剂量　每次150mg。

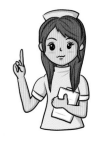

给药途径　加入 10% 葡萄糖注射液 250mL 中静脉滴注。

给药频率　每日 1 次。

疗程　4～8 周为一个疗程。

禁忌证　对甘草酸制剂过敏者以及严重低钾血症、高钠血症、高血压、心力衰竭、肾衰竭者禁用。

复方甘草酸苷注射液

剂量　每次 40～60mL。

给药途径　加入 5% 葡萄糖注射液 250mL 中静脉滴注。

给药频率　每日 1 次。

疗程　4～8 周为一个疗程。

禁忌证　对甘草酸制剂过敏者以及醛固酮症、肌病、低钾血症患者禁用（药物可加重低钾血症和高血压）。

熊去氧胆酸胶囊

剂量　每次 250～500mg。

给药途径　口服。

给药频率　每日 1 次。

疗程　4～8 周为一个疗程。

禁忌证　急性胆囊炎和胆管炎患者禁用；胆道阻塞（胆总管和胆囊管）者禁用；如果 X 线下无法观察到患者的胆囊或者患者存在胆结石钙化、胆囊无法正常收缩以及经常性胆绞痛等情况，亦禁用该药。

第六章

皮肤相关不良反应的
管理

在靶向治疗过程中皮肤相关不良反应的高危因素有哪些

在靶向治疗过程中，皮肤相关不良反应多见于 EGFR 靶向药物，包括皮疹 / 痤疮样皮疹、皮肤干燥、瘙痒、甲沟炎、毛发异常等，其中以皮疹 / 痤疮样皮疹、甲沟炎、皮肤干燥较为常见。接受靶向治疗的患者如果伴有以下因素，则更容易出现皮肤相关不良反应或导致不良反应加重。

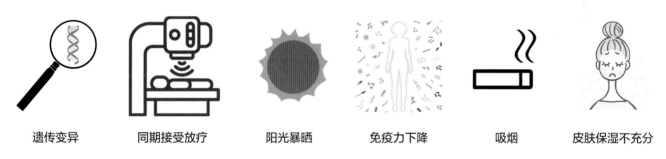

| 遗传变异 | 同期接受放疗 | 阳光暴晒 | 免疫力下降 | 吸烟 | 皮肤保湿不充分 |

 ## 皮肤相关不良反应的临床症状主要有哪些

皮疹 / 痤疮样皮疹

皮疹 / 痤疮样皮疹主要分布在皮脂腺丰富的区域，如头皮、面部、上肢、胸部、上背部，严重时下肢亦可受累甚至遍及全身。与寻常痤疮不同，靶向治疗所致痤疮样皮疹以丘疹、脓疱疹为主，没有白色或黑色的粉刺头，常伴皮肤瘙痒、干燥。

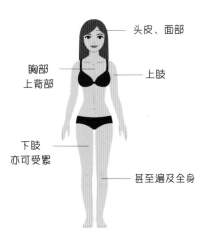

头皮、面部

胸部
上背部

上肢

下肢
亦可受累

甚至遍及全身

皮疹 / 痤疮样皮疹的发生部位

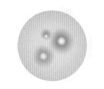

主要为丘疹、脓疱疹

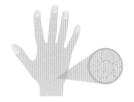

伴有皮肤瘙痒、干燥

白色或黑色的粉刺（供鉴别）

甲沟炎

通常由指（趾）甲根部的边缘开始出现红肿、疼痛，之后两侧甲沟逐渐发炎、溃疡，进而出现化脓性肉芽组织，使指（趾）甲内嵌。

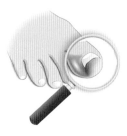

皮肤干燥

皮肤干燥表现为皮肤表皮层干燥，泛指皮肤出现任何超出正常程度的干燥状态，是皮肤屏障受损的最初表现，任何年龄人群均可受累。同时，皮肤干燥与多种疾病相关，如恶性肿瘤等。

 ## 如何应对靶向治疗过程中的皮肤相关不良反应

一旦患者出现皮肤相关不良反应，应及时告知医生，医生将根据不良反应的严重程度对症治疗。

皮肤相关不良反应的对症治疗

不良反应	级别	症状	对症治疗
痤疮样皮疹	1级（轻度）	丘疹和/或脓疱覆盖<10%体表面积，伴或不伴瘙痒、触痛	★外用2.5%氢化可的松霜剂及抗生素，可选择的抗生素包括1%克林霉素凝胶、硫酸新霉素、1%甲硝唑、夫西地酸软膏；两周后进行评估，如病情无改善，则按下一级处理 ★如伴有瘙痒，可酌情使用抗过敏药，如氯苯那敏、酮替芬、赛庚啶等
	2级（中度）	丘疹和/或脓疱覆盖10%~30%体表面积，伴或不伴瘙痒、触痛	★在1级治疗措施的基础上加用他克莫司软膏，口服多西环素或米诺环素 ★两周后进行评估，如病情无改善，则按下一级处理

不良反应	级别	症状	对症治疗
痤疮样皮疹	3级（重度）	丘疹和/或脓疱覆盖 > 30% 体表面积，伴中度或重度症状；生活自理能力受限；伴局部超感染，需要局部应用抗生素治疗	★按照说明书调整靶向药物剂量 ★必要时需要进行细菌、真菌、病毒培养；除维持2级治疗外，需要加用泼尼松 ★两周后进行评估，如病情无改善，则需要停用靶向药物 ★停药后继续治疗皮疹，必要时可咨询皮肤科医生 ★当皮疹恢复至 ≤ 2 级，可重新使用靶向药物，治疗同2级，必要时口服抗生素和局部使用糖皮质激素 ★顽固性瘙痒可酌情使用加巴喷丁或普瑞巴林等药物
	4级（危及生命）	危及生命；丘疹和/或脓疱累及任意体表范围，伴或不伴瘙痒或触痛，与广泛超感染有关，需要静脉应用抗生素治疗	★治疗同3级 ★停用靶向药物
甲沟炎	1级（轻度）	甲沟肿胀或红斑；甲周皮肤受损	★外用抗生素（克林霉素、夫西地酸、莫匹罗星）及白醋浸泡（手浸泡于白醋与水1:1的混合液中，每天15分钟） ★两周后进行评估，如病情无改善，则按下一级处理，必要时还需要外用强效糖皮质激素和抗生素、抗真菌药
	2级（中度）	甲沟肿胀或红斑伴疼痛；甲板分离或脱落；日常生活中工具使用受限	★除1级治疗外，需要每日外用1次碘酊 ★两周后进行评估，如病情无改善，则按下一级处理

不良反应	级别	症状	对症治疗
甲沟炎	3级 （重度）	日常生活自理能力受限	★ 按照说明书调整靶向药物剂量；必要时需要进行细菌、真菌、病毒培养 ★ 口服抗生素治疗，必要时拔甲 ★ 两周后进行评估，如病情无改善，则需要停用靶向药物 ★ 停药后继续治疗甲沟炎，必要时可咨询皮肤科医生 ★ 当甲沟炎恢复至≤2级，可重新使用靶向药物，治疗同2级 ★ 继续外用强效糖皮质激素，使用抗生素、抗真菌药
皮肤干燥	1级 （轻度）	累及<10%体表面积且不伴相关的红斑或瘙痒	★ 使用非处方保湿霜或软膏涂抹面部，每日2次 ★ 使用含12%乳酸铵（或功效相似的其他成分）的乳膏涂抹全身，每日2次
	2级 （中度）	累及10%～30%体表面积且伴有红斑或瘙痒或日常生活受限	★ 使用非处方保湿霜或软膏涂抹面部，每日2次 ★ 使用含12%乳酸铵（或功效相似的其他成分）的乳膏或6%水杨酸乳膏涂抹全身，每日2次
	3级 （重度）	累及>30%体表面积且伴有红斑或瘙痒或自我护理能力受限	★ 使用非处方保湿霜或软膏涂抹面部，每日2次 ★ 使用含12%乳酸铵（或功效相似的其他成分）的乳膏或6%水杨酸乳膏涂抹全身，每日2次 ★ 局部应用类固醇药物涂抹于干燥部位，每日2次

日常建议

了解药物不良反应相关知识　开始药物治疗之前，患者可向医生咨询相关不良反应的预防知识，如靶向治疗所致皮疹是否具有传染性、皮疹与普通痤疮是否有差别等。

日常护理　每天保持皮肤的清洁与湿润，温水洗浴后适当涂抹保湿乳霜。在治疗过程中，患者应该穿着宽松、透气的鞋子，坚持用温水沐足后涂抹润肤霜，这样可以在一定程度上预防足部皮疹的发生。

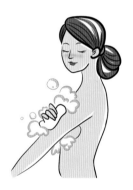

淋浴时避免水温过热

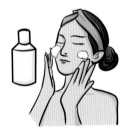

避免使用导致皮肤干燥的物品，经常使用润肤霜

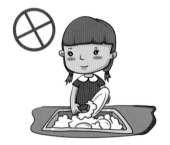

避免在做家务时手部浸入热水、洗涤剂或其他清洁溶剂中

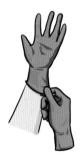

做家务时戴手套

痤疮样皮疹的预防建议

除日常护理建议外，针对痤疮样皮疹的预防建议如下。

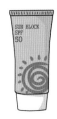

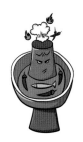

避免日晒，阳光下穿着防晒衣，每 2 小时涂抹一次防晒霜
（建议使用 SPF ≥ 30 的广谱防晒用品）

避免进食辛辣刺激性食物

甲沟炎的预防建议

除日常护理建议外，针对甲沟炎的预防建议如下。

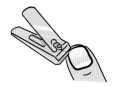

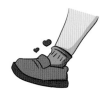

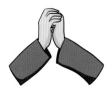

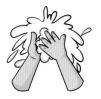

修剪指甲时避免修剪过度

穿着舒适、透气的鞋袜，穿鞋袜前
确保足部干燥，避免皮肤受刺激

勿挤压甲床周围，
应暴露创面

保持手足清洁、干燥，不要
将手足浸泡在肥皂水中

皮肤干燥的预防建议

除日常护理建议外，针对皮肤干燥的预防建议还包括：①首次用药前，应预防性使用无香味的润肤霜滋润皮肤，并在整个治疗过程中持续使用润肤霜；②避免日晒，阳光下穿着防晒衣，每2小时涂抹一次防晒霜（建议使用 SPF ≥ 30 的广谱防晒用品）。

 出现皮肤相关不良反应后需要调整靶向药物吗

在靶向治疗过程中出现的皮肤相关不良反应多为1~2级，医生通常会以原剂量继续治疗。如果发生严重不良反应，医生会根据患者的情况调整靶向治疗方案。

针对皮肤相关不良反应调整靶向治疗方案

不良反应	级别	治疗方案调整
皮疹	3级	停用靶向药物，待不良反应恢复至≤2级，调整剂量后重启靶向治疗
	4级	停用靶向药物，收治入院
甲沟炎	3级	暂时停用靶向药物直至不良反应恢复至≤2级，调整剂量后重启靶向治疗

常用药物使用小贴士

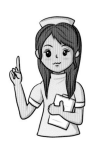

　　如果在靶向治疗过程中发生皮肤相关不良反应，可根据具体情况局部外用抗生素，如克林霉素、红霉素等；也可外用糖皮质激素，如氢化可的松乳膏等；严重时可口服抗生素，如多西环素、土霉素等；如瘙痒感明显，可酌情使用抗过敏药，如氯苯那敏、氯雷他定等。

红霉素软膏

用法用量　局部外用，取本品适量涂于患处，每日2次。

注意事项　避免药物接触眼睛和其他黏膜部位（如口、鼻黏膜），若误入眼睛，应以清水彻底清洗。用药部位如有烧灼感、瘙痒、红肿等情况应停药，并将局部药物彻底清洗，必要时向医生咨询。

氢化可的松

用法用量　局部外用，取本品适量涂于患处并轻揉片刻，每日2~4次。

注意事项　不得用于皮肤破溃处；避免药物接触眼睛和其他黏膜部位（如口、鼻黏膜）；用药部位如有烧灼感、红肿等情况应停药，并将局部药物洗净，必要时向医生咨询；不宜大面积、长期使用，如果用药1周后症状未缓解，请咨询医生；对本品过敏者禁用，过敏体质者慎用；如正在使用其他药品，使用本品前请咨询医生或药师。

多西环素

用法用量　口服，每12小时1次，每次100mg，持续用药≥4周。

注意事项　应用本品可能发生耐药菌过度繁殖。一旦发生二重感染，应立即停用本品并予以相应治疗。长期用药时患者应定期随访检查血常规以及肝功能。肾功能减退的患者可应用本品，不必调整剂量。本品可与固体食物、牛奶或含碳酸盐的饮料同服。

　　氯雷他定
　　用法用量　口服，每日 1 次，每次 1 片（10mg）。
　　注意事项　肝功能及肾功能不全者应减量使用本品，建议在医生的指导下使用。在皮试前约 48 小时应停止使用本品，因抗组胺药能阻止或降低皮试阳性反应的发生。对本品过敏者禁用，过敏体质者慎用。如正在使用其他药品，使用本品前请咨询医生或药师。老年患者服药后药物血浆浓度高于健康人，长期应用本品时需要密切注意不良反应的发生。成年患者过量服用本品可出现嗜睡、心律失常、头痛等症状，一旦出现以上症状，应立即给予对症和支持治疗。

第七章

口腔黏膜相关不良反应的管理

在靶向治疗过程中，常见的口腔黏膜相关不良反应为口腔黏膜炎，包括口腔溃疡、口角炎、口干、疼痛、味觉异常等，如果伴有以下因素，更容易发生上述不良反应。

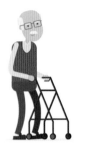

高龄

口腔卫生情况较差

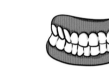

口腔内有义齿

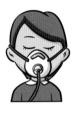

吸氧、口呼吸

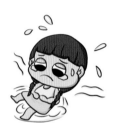

脱水

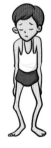

营养不良

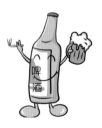

饮酒和吸烟

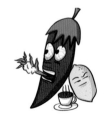

进食过热、过酸及辛辣、粗糙的食物

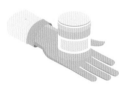

服用抗胆碱能药物、组胺类药物及类固醇类药物

口腔黏膜相关不良反应的临床症状主要有哪些

　　口腔黏膜出现红斑、水肿、糜烂，进一步形成点状、片状溃疡，可波及上下唇、双颊、舌黏膜、口底黏膜，溃疡表面覆盖假膜、渗血，有时会出现口干、口水黏稠的感觉。口腔黏膜相关不良反应常可致口腔疼痛难忍，影响患者进食、讲话和休息。

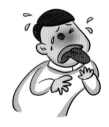
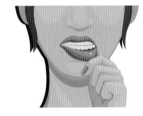

口腔干燥、口水黏稠　　　溃疡表面覆盖假膜、渗血，引起疼痛、
　　　　　　　　　　　　　吞咽困难、味觉异常等

 ## 如何应对靶向治疗过程中的口腔黏膜相关不良反应

　　患者一旦发现口腔黏膜相关不良反应，应及时告知医生，医生将根据不良反应的严重程度进行对症治疗。

口腔黏膜相关不良反应的对症治疗

不良反应	级别	症状	对症治疗
口腔黏膜炎	1级（轻度）	口腔黏膜出现红斑、水肿，无或有轻微疼痛及溃疡症状	★进食少渣、润滑食物，避免摄入过酸、过热及辛辣食物 ★餐后立刻进行口腔清洁，使用小头软毛牙刷，尽量不要使用含氟牙膏 ★餐后可使用4%碳酸氢钠含漱剂或0.12%氯己定含漱剂，每次10mL，含漱3~5分钟 ★如果感觉口腔黏膜干燥，可以使用人工唾液、口腔湿润凝胶等，同时注意多饮水 ★可以使用低能量激光照射溃疡处，每周照射5天以加速溃疡愈合
	2级（中度）	中度疼痛或溃疡，不影响经口进食，需要调整饮食	
	3级（重度）	严重疼痛，影响经口进食	★请临床营养师制订个性化膳食方案，摄入流质或半流质饮食，防止呛咳 ★如果严重疼痛已经影响到生活质量，可在医生的建议下使用止痛药和抗焦虑药，如吗啡、芬太尼、多塞平 ★控制口腔多重感染：口腔真菌感染可口服制霉菌素或氟康唑；单纯疱疹病毒感染引起的口角炎可使用阿昔洛韦乳膏涂抹，如口腔黏膜出现大范围病毒感染可口服阿昔洛韦或伐昔洛韦 ★警惕因深大溃疡引起口腔黏膜和牙龈渗血，一旦出现应及时止血 ★必要时需要实施肠外营养治疗
	4级	危及生命	

日常护理

每天饮用 8～10 杯温水
（2 000～2 500mL）

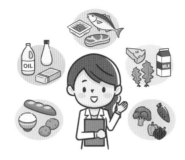

多吃富含优质蛋白的食物以及新鲜蔬菜、水果；清淡食物，少吃辛辣、灼热及刺激性食物；避免进食过硬食物

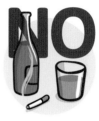

禁烟酒

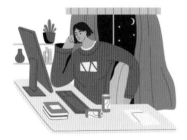

避免劳累或熬夜

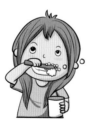

注意口腔卫生，早晚刷牙，饭后漱口；用小头软毛牙刷及刺激性小的牙膏

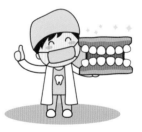

佩戴义齿的人群需要注意义齿对口腔黏膜的刺激

服用靶向药物时如何预防口腔黏膜相关不良反应

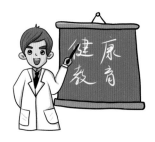

在服用靶向药物前，患者应接受口腔健康教育指导

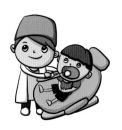

消除引起损伤的隐患，如不合适的义齿、劈裂的牙齿，口腔中如存在严重感染灶，应提前进行治疗

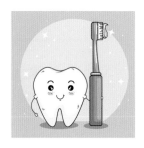

自用药起，每天自行完成口腔检查，注意口腔卫生

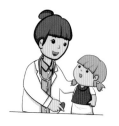

与医生保持密切沟通，及时发现 1 级和 2 级口腔黏膜相关不良反应并治疗，防止其发展至 3 级及以上

 ## 出现口腔黏膜相关不良反应后需要调整靶向药物吗

在靶向治疗过程中引起的口腔黏膜相关不良反应多为 1~2 级，医生通常会以原剂量继续治疗。如果发生严重不良反应，医生会根据患者的情况调整靶向治疗方案。

针对口腔黏膜相关不良反应调整靶向治疗方案

不良反应	级别	治疗方案调整
口腔黏膜炎	1~2级	如可耐受，无须调整
	3级	★与医生沟通是否需要减少药物剂量 ★如果经治疗不良反应恢复至≤2级，与医生沟通后可重新使用原剂量治疗
	4级	与医生沟通停用药物

药物减量后会影响疗效吗

出现严重不良反应时，医生通常会考虑降低靶向药物的剂量，同时还会结合疗效选择合理的剂量，如部分第二代 EGFR-TKI 类药物降低剂量后同样有效；部分药物，如第一代 EGFR-TKI 类药物，出现不能耐受的不良反应时，患者只能短期暂停治疗，随后需要恢复原有剂量，或者遵医嘱更换靶向药物。为了兼顾疗效和不良反应，具体剂量建议遵医嘱。

 ### 缓解口腔黏膜相关不良反应的小贴士

涂抹或含漱思密达

思密达对黏膜屏障有覆盖能力，对病毒、细菌有吸附作用，可减轻炎症反应，缓解黏膜水肿，促进溃疡愈合。

使用棉签蘸取少许药粉，直接涂抹在溃疡处并按压片刻，涂抹药物后不得饮水，用药时间尽量安排在餐前30分钟。如果溃疡太多、面积太大不易涂抹，也可将思密达溶于凉开水中含漱，每日6~8次。

云南白药、维生素C联合西咪替丁涂抹

这三种药物联合应用具有止痛、促进溃疡愈合、杀菌、抗病毒和免疫调节等作用，安全、高效。

患者可以先用淡盐水漱口，之后用棉签浸取适量西咪替丁注射液，蘸取适量维生素C粉（片剂碾压成细粉）涂于口腔溃疡创面上，30分钟后再以同样方法涂撒云南白药粉，每日3次，临睡前可再增加1次。药粉在创面上的保留时间应尽量延长，最好不短于30分钟。

第八章

肺部不良反应的管理

在靶向治疗过程中肺部不良反应的高危因素有哪些

靶向治疗在给肺癌患者带来良好疗效的同时，也会产生一些不良反应。本章以 EGFR-TKI 类药物为代表，简述靶向药物的肺部不良反应。

EGFR-TKI 类药物相关间质性肺炎虽然发生率不高，但部分患者一旦发生，则疾病进展迅速、危害严重。间质性肺炎既可急性或亚急性起病，临床表现明显，甚至短期内危及生命；也可慢性隐匿起病，逐渐进展至呼吸衰竭。EGFR-TKI 类药物相关间质性肺炎的危险因素如下。

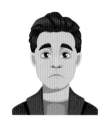

男性

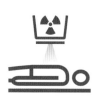

近期放疗史

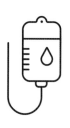

近期化疗史

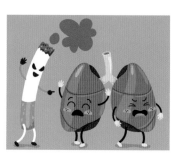

吸烟史

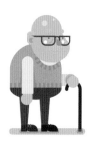

年龄 ≥ 55 周岁

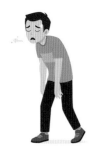 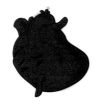 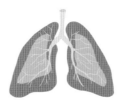 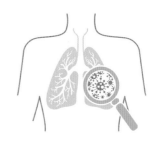

体力状况
评分＞2分

合并心血管疾病

影像学检查显示正常肺组织＜50%；
有间质性肺炎病史；存在肺气肿或慢
性阻塞性肺疾病、肺部感染

被诊断为肺癌的
时间＜6个月

 EGFR-TKI 类药物相关间质性肺炎的主要临床表现

EGFR-TKI 类药物所致间质性肺炎常以咳嗽起病（以干咳为主），伴或不伴渐进性加重的呼吸困难和发热，可以出现其他伴随症状，如食欲减退、消瘦、乏力等。

治疗期间，患者若突发咳嗽加重、呼吸困难，应立即想到间质性肺炎的可能性，通过肺功能检测和影像学检查可以做到早发现、早治疗。

如何应对间质性肺炎

间质性肺炎的对症治疗

级别	症状	对症治疗
1级（轻度）	★无症状 ★仅影像学改变（<25%）	★密切监测病情变化 ★如果病情恶化，按2级或3~4级治疗
2级（中度）	★有症状，工具性活动受限 ★影像学改变（25%~50%）	★停用EGFR-TKI类药物 ★起始泼尼松龙治疗，每日0.5~1.0mg/kg ★胸部CT±支气管镜和支气管肺泡灌洗 ★可考虑氧疗
3级（重度）	★症状显著，自理活动受限 ★影像学改变（50%~75%）	★停用EGFR-TKI类药物 ★起始泼尼松龙治疗，每日1.0~2.0mg/kg ★胸部CT±支气管镜和支气管肺泡灌洗 ★可考虑经验性抗感染治疗 ★氧疗±机械辅助通气
4级（危重度）	★症状严重，危及生命 ★影像学改变（>75%）	★停用EGFR-TKI类药物 ★甲泼尼龙500~1000mg/d冲击治疗，3天后泼尼松龙每日1.0~2.0mg/kg ★胸部X线检查 ★如能耐受或有条件，可进行胸部CT±支气管镜和支气管肺泡灌洗 ★可考虑经验性广谱抗感染治疗 ★持续氧疗±机械辅助通气

EGFR-TKI 类药物相关间质性肺炎后的再次用药问题

发生 EGFR-TKI 类药物相关间质性肺炎后，在肺损伤缓解前，不宜再次使用 EGFR-TKI 类药物治疗。

建议 3 级以上患者永久停药。1～2 级患者，待肺间质损伤消退或治愈后，在医生全面充分评估临床获益与潜在风险且没有其他种类全身系统治疗药物可以选择的情况下，方可考虑再次谨慎使用 EGFR-TKI 类药物，治疗期间需要密切观察病情，如果再次发生间质性肺炎，则永久停药。

如何预防 EGFR-TKI 类药物相关间质性肺炎

使用 EGFR-TKI 类药物前应对患者进行间质性肺炎危险因素评估；治疗期间应加强对患者肺功能的监测和影像学检查，做到早发现、早停药、早治疗。

用药前

应对患者进行间质性肺炎危险因素评估；如患者存在间质性肺炎危险因素，或者已有肺间质纤维化，应谨慎使用 EGFR-TKI 类药物。

用药中

避免在胸部放疗的同时使用 EGFR-TKI 类药物，可采用序贯治疗的方法；避免与免疫检查点抑制剂同时使用；加强对患者病情的监测和随访，出现新发呼吸道症状或发热时，应及时进行胸部影像学检查。

用药小贴士

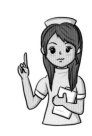

糖皮质激素

主要包括甲泼尼龙和泼尼松龙等。

不良反应　糖皮质激素在应用生理剂量替代治疗时无明显不良反应。不良反应多发生在应用药理剂量时，而且与疗程、剂量、用法及给药途径等密切相关。常见不良反应包括：诱发或加重感染、物质代谢和水盐代谢紊乱、心血管系统并发症、消化系统并发症、白内障和青光眼、骨质疏松或脊椎压迫性骨折、精神症状（可能出现欣快感、激动、失眠、谵妄等表现）。

注意事项

1．诱发感染　在激素作用下，原来已被控制的感染可复燃，最常见的是结核感染复发。此外，还可能出现真菌感染或肺孢子虫病等。在某些感染的情况下，应用激素可减轻组织破坏、减少渗出、减轻感染中毒症状，但必须同时使用有效的抗生素治疗、密切观察患者的病情变化，在短期用药后即应迅速减量、停药。

2．随访检查　长期应用糖皮质激素者，应定期检查以下项目。

（1）血糖、尿糖或糖耐量试验，尤其是糖尿病患者或有糖尿病倾向者。

（2）儿童应定期检测生长和发育情况。

（3）眼科检查，注意白内障、青光眼或眼部感染的发生。

（4）血清电解质检查和便隐血试验。

（5）针对高血压和骨质疏松的检查，老年患者尤其应该重视这方面的检查。

抗纤维化药物

主要包括吡非尼酮和尼达尼布等。

吡非尼酮

1. 不良反应　随谷草转氨酶、谷丙转氨酶等的升高而出现肝损伤、黄疸（发生率 0.1%～1%），甚至可能发生肝衰竭，为避免不良反应的发生，患者应定期进行检查，确认有异常情况发生时，要及时和医生沟通，医生通常会建议患者停止用药，并对其进行适当处理。吡非尼酮有可能发生严重的过敏反应（超敏反应），如面部肿胀、喉头水肿、呼吸困难、喘憋等。严重的光敏反应比较罕见，日光或紫外线灯照射可致严重皮肤光敏反应，表现为水疱和／或明显的剥脱。

2. 注意事项　重度特发性肺间质纤维化患者应用本品可能无效。轻中度肝功能受损的患者应慎用本品；重度肝功能受损者应禁用本品。患有严重肾病或透析患者应禁用本品。本品可导致严重的光敏反应，使用时要进行严密的遮阳措施，包括尽量避开日光或紫外线灯的照射，外出时应涂抹防晒霜、穿戴具有防晒功能的服饰，以避免四肢和头面部直接暴露于紫外线之下。避免联合使用其他导致光敏反应的药物，如四环素类药物，出现皮疹、瘙痒时应及时告知医生。

尼达尼布

1. 不良反应

(1) 腹泻：大多数为轻度至中度。超过 2/3 患者的首次腹泻发生在治疗的前 3 个月。大多数患者可以通过止泻治疗、降低药物剂量或中断治疗来控制。

（2）转氨酶升高：临床研究显示，13.2%~22.6%的患者会出现转氨酶升高，转氨酶的升高是可逆的，可采用药物进行保肝治疗。

（3）血小板减少症：部分患者可能发生血小板减少症，已有严重病例报道。患者应定期进行血液学检测，如果发现任何可疑情况，应与医生沟通采取适当措施，如停药。

2. 注意事项

（1）腹泻：应在首次出现腹泻时服用适当的补液盐和止泻药，如洛哌丁胺，并可能需要减量或中断治疗。待腹泻情况好转后，可采用降低剂量（每次100mg，每日两次）或完整剂量（每次150mg，每日两次）恢复治疗。如果即使接受了对症治疗但重度腹泻仍持续存在，则应停药。

（2）恶心和呕吐：如接受了适当的支持治疗（包括止吐治疗）但症状仍持续存在，则需要减量或中断治疗。

（3）转氨酶升高：体重低于65kg、亚洲人及女性患者具有更高的转氨酶升高风险。建议密切监测具有上述危险因素的患者。

（4）出血：出血风险包括伴有先天性出血倾向者或者接受完整剂量抗凝剂治疗者。仅在预期获益超过潜在风险的情况下才能给予上述患者尼达尼布治疗。

第九章

心脏不良反应的管理

肿瘤心脏病学概述

什么是肿瘤心脏病学

肿瘤治疗可能带来潜在的心血管毒性，其导致的心血管事件是肿瘤康复者的重要健康隐患。在肿瘤患者中，约 1/3 最终死因是心血管疾病。肿瘤患者在治疗心血管疾病时与普通人群存在很多差别，为此，新的交叉学科——肿瘤心脏病学应运而生。肿瘤心脏病学的研究目标是发现肿瘤治疗后带来的心血管损害及其预防、监测和诊治方法。

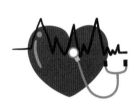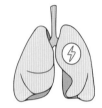

国外肿瘤心脏病学的发展历程

2000 年，国际上首个"肿瘤心脏病学单元"建立；2009 年，国际心脏肿瘤学会（International Cardioncology Society，ICOS）成立。2016 年，欧洲心脏病学会（European Society of Cardiology，ESC）发表了《2016 年欧洲心脏病学会癌症治疗与心血管毒性立场声明》，是肿瘤心脏病学领域首部纲领性指南文件。此后，美国临床肿瘤协会、加拿大心血管病协会等相继发布了专门针对肿瘤心脏病学的临床指南。

我国肿瘤心脏病学的发展进程

在我国，肿瘤心脏病学的发展虽然起步较晚，但发展速度不亚于发达国家。2016 年 6 月，第一届中国肿瘤心脏病学会议在大连召开，自此，我国肿瘤心脏病学进入快速发展时期。2018 年 8 月，中国抗癌协会整合肿瘤心脏病学分会宣告成立，这是我国肿瘤相关学会中成立的第一个肿瘤心脏病学专业学术组织，开启了我国肿瘤心脏病学领域的新征程。

　　目前在大连、北京、哈尔滨、上海等地的少数医院设立了肿瘤心脏病学专科门诊，未来，在肿瘤与心血管医生和专家的团结协作下，肿瘤心脏病学将进一步发展，为我国肿瘤患者提供与国际接轨的、更加优质的、规范的肿瘤心脏病相关的诊疗服务。

 ## 应用肺癌靶向药物的患者可能发生哪些心脏疾病

　　传统化疗药物引起的心血管损伤是不可逆的，而靶向药物引起的心血管功能障碍是可逆的，及时干预能够有效缓解心脏毒性。靶向药物所致的心脏毒性主要包括心力衰竭、左心室功能不全、心肌缺血、心肌梗死、高血压、心律失常、肺动脉高压等。

　　有研究显示，小分子酪氨酸激酶抑制剂（TKIs）的心血管毒性包括外周水肿和充血性心力衰竭、全身和肺动脉高压、急性冠状动脉综合征以及 QTc 间期延长导致的心脏骤停。

　　每种 TKI 都具有独特的心脏毒性，如肺癌患者在应用第三代 EGFR-TKI 类药物治疗过程中，其心脏毒性主要是 QTc 间期延长和心肌收缩力改变，发生率较第一代和第二代 EGFR-TKI 类药物略高一些。研究显示，第三代 EGFR-TKI 类药物引发的 QTc 间期延长和慢性心力衰竭发生率分别为 10% 和 4%，而上述不良反应在第一代 EGFR-TKI 类药物中的发生率分别为 4% 和 2%，应用第二代 EGFR-TKI 类药物治疗的患者中无此类心脏疾病发生。

　　肺癌的其他靶向药物，如 ALK-TKI 类药物，其在治疗过程中可能发生的心脏不良反应包括 QTc 间期延长和心动过缓。QTc 间期延长的临床表现主要为心动过缓、头晕和晕厥，心动过缓有时表现为低血压。

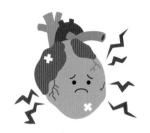

慢性心力衰竭

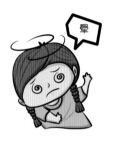

晕厥

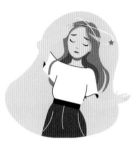

头晕

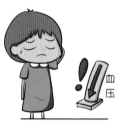

低血压

 服用靶向药物时哪些患者易发生心脏疾病

在接受肺癌靶向治疗的过程中，以下人群容易发生心脏疾病。

本身存在心脏疾病

对于原本就患有心力衰竭、冠心病、心肌病和心律失常等心脏疾病的肺癌患者，在肿瘤靶向治疗过程中，靶向药物带来的直接心脏毒性作用可能加重原有的心脏疾病。

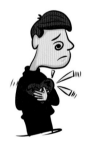

心律失常

既往应用过心脏毒性药物

　　某些抗肿瘤药物的心脏毒性作用会持续存在，曾经应用过抗肿瘤药物（如蒽环类化疗药物）而发生心脏毒性的患者，如果再次接受抗肿瘤治疗，出现心脏疾病的概率要大于其他肿瘤患者。

　　此外，接受放疗，尤其是接受纵隔高剂量放疗的肿瘤患者，在治疗过程中易出现冠心病及其他心脏疾病。

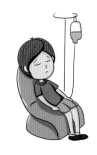
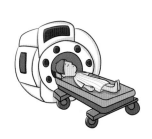

曾经应用过抗肿瘤　　　　曾经接受过放疗
　　药物治疗

不良生活习惯

　　吸烟、酗酒、缺乏运动等不健康的饮食与生活习惯以及肥胖，可使心脏疾病的患病风险增加，无论是否合并肿瘤，该类危险因素与心血管疾病及心血管不良事件的发生均密切相关。

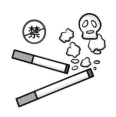

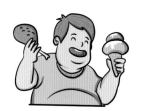
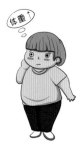

吸烟　　　　　　　酗酒　　　　　　不健康的饮食习惯　　　　缺乏运动、肥胖

年龄和其他健康状况

　　一般来说，低龄患者（年龄小于18岁）和高龄患者易发生心脏疾病，但年龄并非绝对因素。此外，一些有早发心血管疾病家族史（50岁之前）的患者，以及本身有高血压、糖尿病或高脂血症的患者，在肿瘤治疗过程中发生心脏疾病的风险增高。

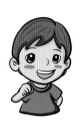

低龄患者

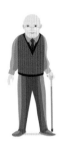

高龄患者

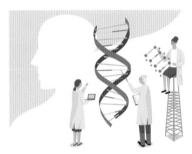

早发心血管疾病家族史

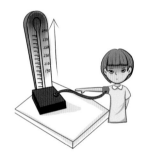

高血压

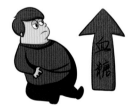

糖尿病

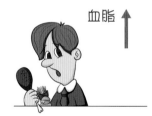

高脂血症

靶向治疗过程中患者心脏疾病的筛查和监测

心脏疾病的筛查

在肺癌患者接受靶向治疗之前，应先对心脏疾病的危险因素进行全面评估，以筛查出可能发生心脏疾病的患者。危险因素评估内容包括临床病史、体格检查和心功能监测，其中心功能监测包括心率、血压、心电图和电解质（特别是血钾、血钙和血镁）等。

心脏疾病的筛查手段包括心脏成像，如超声心动图、心脏磁共振和血清心脏生物标志物检查。血清心脏生物标志物检查能明确心脏疾病的诊断，目前广泛应用的标志物包括肌钙蛋白（cTn）、心脏利钠肽、超敏 C 反应蛋白（hs-CRP）等，结果多以微克/升（μg/L）或纳克/升（ng/L）表示。

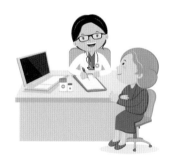

告知医生临床病史

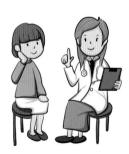

体格检查

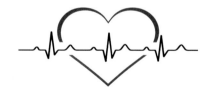

测定心率

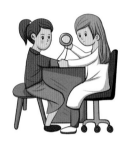 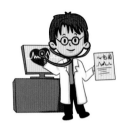 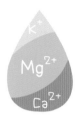 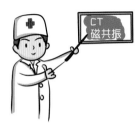

测定血压　　　　　　心电图检查　　　　　电解质监测　　　心脏 CT、磁共振检查

心脏疾病的监测

接受第三代 EGFR-TKI 类药物治疗的肺癌患者，发生的心脏疾病主要为 QTc 间期延长和心肌收缩力改变，因此，在治疗期间，患有充血性心力衰竭、电解质紊乱或使用已知能够延长 QTc 间期药物的患者，应考虑定期接受心电图（electrocardiogram，ECG）和电解质的监测。对于已出现心脏疾病的患者，还应接受左心室射血分数（LVEF）监测。

接受 ALK-TKI 类药物治疗的肺癌患者，主要的心脏疾病包括 QTc 间期延长和心动过缓，在治疗期间应将合并用药情况告知医生，定期监测心率、血压、心电图和电解质。

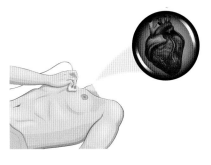
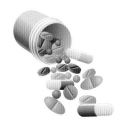
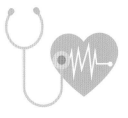

心电图、左心室射血分数、电解质监测	合并用药情况	体格检查、心脏检查

 靶向治疗过程中合并心脏基础疾病患者的管理

在需要接受 EGFR-TKI 类药物治疗的肺癌患者中，如患有先天性长 QTc 间期综合征，应尽量避免使用第三代 EGFR-TKI 类药物治疗。对于存在可能影响左心室射血分数的患者，如果选择服用第三代 EGFR-TKI 类药物，治疗期间应定期检测左心室射血分数。

在需要接受 ALK-TKI 类药物治疗的肺癌患者中，患有先天性长 QTc 间期综合征的患者应避免选择可引起 QTc 间期延长的 ALK-TKI 类药物。

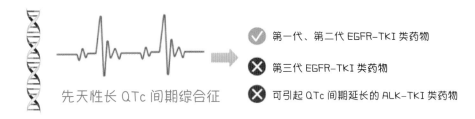

先天性长 QTc 间期综合征

✓ 第一代、第二代 EGFR-TKI 类药物

✕ 第三代 EGFR-TKI 类药物

✕ 可引起 QTc 间期延长的 ALK-TKI 类药物

 针对发生心脏疾病的肺癌患者，如何调整靶向药物剂量

针对服用第三代 EGFR-TKI 类药物的患者，如果发生心脏疾病，需要通过以下方法调整用药剂量。

服用第三代 EGFR-TKI 类药物患者的剂量调整方法

心脏不良反应	剂量调整方法
至少两次单独的心电图检查提示 QTc 间期＞ 500 毫秒	暂停使用第三代 EGFR-TKI 类药物直至 QTc 间期恢复到治疗前水平或＜ 481 毫秒，之后采用 40mg 剂量重新开始用药
QTc 间期延长，出现严重心律失常的症状、体征	永久停用第三代 EGFR-TKI 类药物
症状性充血性心力衰竭或无症状性左心室功能障碍持续≥ 4 周	永久停用第三代 EGFR-TKI 类药物

对于服用 ALK-TKI 类药物的患者，如果发生心脏疾病，需要通过以下方法调整用药剂量。

服用 ALK-TKI 类药物患者的剂量调整方法

心脏不良反应	剂量调整方法
至少两次单独的心电图检查提示 QTc 间期 > 500 毫秒	暂停用药，直至 QTc 间期恢复到治疗前水平或 QTc 间期 < 481 毫秒，继续按较低剂量（250mg，每日 1 次）用药
QTc 间期 > 500 毫秒或与基线相比的变化 ≥ 60 毫秒，并伴有尖端扭转型室性心动过速、多形性室性心动过速或严重心律失常的症状、体征	永久停用所用 ALK-TKI 类药物
心动过缓（有症状，可能严重，需要治疗）	★暂停用药，直到恢复为无症状性心动过缓或心率达到 60 次 / 分或以上 ★如果确定并停用了导致心动过缓的合并用药或调整了药物剂量，继续服用先前恢复为无症状性心动过缓或心率为 60 次 / 分或以上时的 ALK-TKI 类药物剂量 ★如果确定没有引起心动过缓的合并用药，或未停用、调整引起心动过缓的合并用药，继续减少剂量用药直至恢复为无症状性心动过缓或心率为 60 次 / 分或以上
心动过缓（危及生命，需要紧急干预）	★如果确定没有引起心动过缓的合并用药，则永久停用 ALK-TKI 类药物 ★如果确定并停用了引起心动过缓的合并用药或调整其剂量，在恢复为无症状性心动过缓或心率为 60 次 / 分或以上时，可在频繁监测下继续应用 ALK-TKI 类药物（250mg，每日 1 次）

第十章

视觉障碍的管理

在靶向治疗过程中视觉障碍的高危因素有哪些

在靶向治疗过程中，如使用克唑替尼（ALK-TKI 类药物），视觉障碍是较为常见的不良反应。对于既往有眼部疾病，或者存在可能导致眼部症状的其他伴随疾病的患者，在服用靶向药物期间可能会发生视觉障碍。

视觉障碍的主要临床表现

视觉障碍相关临床症状（如图所示）常出现在早晨、晚间或光线明暗变化时，往往持续不到 1 分钟，对患者的生活影响并不明显。

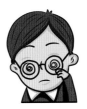

视觉损害

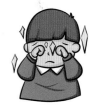

闪光

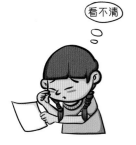

视物模糊

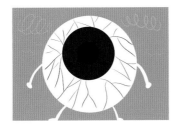

玻璃体飞蚊症

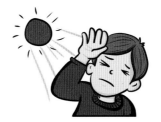

畏光症

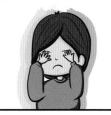

重影或复视

如何应对视觉障碍

发生视觉障碍的患者应避免开车，操作仪器时也要谨慎，直到症状好转为止。

视觉障碍通常是短暂发生的，不会对患者造成很大困扰，也不会影响患者的生活质量，因此不需要特殊干预。但是，如果在克唑替尼治疗期间视觉障碍持续存在或情况恶化，应考虑进行眼科检查和/或神经系统检查，以排除视网膜病变、视神经病变或原发性非小细胞肺癌对中枢神经系统的侵犯。

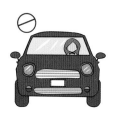

避免开车

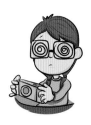

避免操作仪器

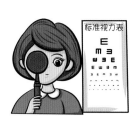

眼科检查

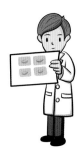

神经系统检查

 ## 服用靶向药物时如何预防视觉障碍

视觉障碍一般在服用 ALK-TKI 类药物治疗的第一周就开始出现，患者在接受治疗前应向医生了解可能发生的视觉障碍，以及可能对生活产生的轻微影响。

当患者处于光线较暗的环境时，建议观察视物是否出现异常。一般无须在用药期间定期进行眼科检查，如果视觉障碍加重，则需要考虑进行眼科检查。

出现视觉障碍后需要调整靶向药物吗

轻度视觉障碍通常是短暂发生的，不需要特殊干预。如果发生严重视觉障碍（视力丧失），应停止用药，并进行眼科检查，包括矫正视力检查、视网膜照相、视野检查、光学相干断层扫描（OCT）和其他评估。如果视觉异常持续存在或加剧，建议进行眼科检查。

第十一章

其他不良反应的管理

靶向治疗期间的其他不良反应

水肿

肺癌患者接受靶向治疗期间可能发生水肿，服用 ALK-TKI、BRAF-TKI 类药物的患者常发生外周水肿、面部水肿、全身水肿、眼睑水肿和 / 或眶周水肿。ALK-TKI 类药物所致水肿一般程度比较轻微。

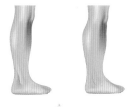

正常　　水肿

疲乏

疲乏是服用 EGFR-TKI 类药物常出现的不良反应，大多数患者通常在服药后 1 周内感觉全身无力、明显疲乏，但可以耐受，而且随着服药时间的延长，乏力程度会逐渐减轻。

血液系统不良反应

肺癌靶向治疗过程中血液系统不良反应包括白细胞减少（以中性粒细胞减少为主）、贫血、血红蛋白降低和 / 或淋巴细胞减少等。白细胞计数 $< 4.0 \times 10^9$/L 称为白细胞减少症，中性粒细胞计数 $< 2.0 \times 10^9$/L 称为中性粒细胞减少症。

白细胞减少的患者可能没有症状，或者仅有少数非特异性症状，常见表现如下。

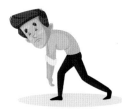

疲乏、无力

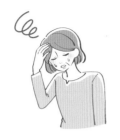

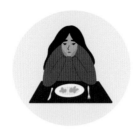
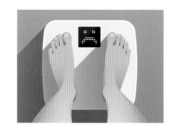

头晕 食欲不振 体重减轻

　　贫血也是常见的血液系统不良反应之一。贫血的发生一般较晚，患者常表现为皮肤黏膜苍白、食欲下降、疲倦、乏力、头晕、耳鸣、记忆力减退和 / 或注意力不集中等，严重者会出现呼吸加速、活动后气促和 / 或心慌等。

肌酐升高
　　在接受靶向治疗的肺癌患者中，经常会发生血肌酐升高，但多数为轻度升高且无症状，无须特殊处理。

低磷血症
　　少数服用 ALK-TKI 类药物的肺癌患者会出现低磷血症，轻症患者多无症状。在严重的情况下，可以使用肠外磷酸盐药物治疗（建议在血清磷酸盐水平＜ 0.8mmol/L 时使用，否则会带来更为严重的不可预测的不良反应）。

高脂血症
　　服用 ALK-TKI 类药物（如洛拉替尼）的肺癌患者可能出现高脂血症，表现为血甘油三酯和 / 或胆固醇水平升高，可无症状，仅表现为检验结果异常。

中枢神经系统不良反应

少数服用 ALK-TKI 类药物的肺癌患者会出现中枢神经系统不良反应，主要包括认知功能改变、情绪改变和语言功能改变。认知功能改变表现为记忆障碍、认知障碍、健忘；情绪改变表现为易怒、焦虑、抑郁、情感不稳定；语言功能改变表现为语言能力降低、找词困难。

 不良反应的应对

水肿

目前还没有针对水肿的相关用药推荐，对于外周水肿可以考虑采用保守处理策略，如抬高腿部、穿有弹性的长裤和 / 或低盐清淡饮食等。必要时可在医生的指导下给予利尿剂治疗。

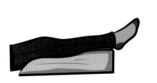

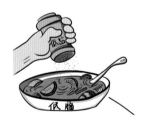

| 抬高腿部 | 穿有弹性的长裤 | 低盐清淡饮食 |

疲乏

针对疲乏，目前没有很好的治疗药物，主要依靠患者的自身调节和自我管理。缓解疲劳的主要方法是将日常生活和工作按轻重等级分类处理，先做重要的事情，再选择性地完成次要的事情。乏力严重时患者可以卧床休息，但白天不要睡得太久，以免夜间失眠，也可以通过玩游戏、听音乐、阅读书籍来放松身心。在白天，患者应尽量保持活力，进行适当运动，而晚上则不要做运动，切忌喝咖啡等刺激性饮料。患者家属应给予患者必要的营养物质补充，以增强其体质。

血液系统不良反应

中性粒细胞是人体抵御病菌的第一道防线，发生白细胞减少/中性粒细胞减少的患者常见的症状是发热、头晕和反复感染。为预防感染，可采取以下措施。

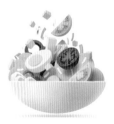

进食清淡，少食多餐，多吃蔬菜、
五谷杂粮、瘦肉、鸡蛋等

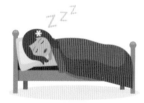

充分休息，适当运动，
运动时注意安全

对严重的粒细胞减少的患者，如中性粒细胞 < 2.0×10⁹/L 时，医生会根据具体情况给予患者粒细胞集落刺激因子治疗。

贫血患者应进食高蛋白、高维生素、高热量、含铁丰富且易于消化的食物，饮食要多样化，避免偏食。适当的运动可以促进消化，改善食欲。

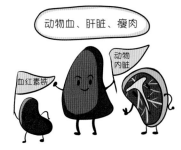

动物血、肝脏、瘦肉

血红素铁

动物内脏

进食含铁丰富且易于消化的食物

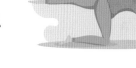

适当运动

高脂血症

在用药前、用药后定期监测血清胆固醇和甘油三酯水平。对有血脂异常及心血管病史的患者，用药前应咨询心内科医生意见以确定合理的血脂控制目标。高脂血症可通过降脂治疗得到有效控制。

中枢神经系统不良反应

用药前和用药期间定期进行影像学检查以观察中枢神经系统有无变化。如果患者有精神疾病史，需要回顾末次针对精神疾病的用药时间与开始使用 TKI 类药物的时间间隔，判断以上变化是否由精神疾病用药导致。若用药后出现认知障碍、情绪变化、幻觉、癫痫、语言或睡眠变化等，要立即告知医生。

患者出现中枢神经系统不良反应时，医生应根据症状的严重程度暂停用药或调整药物剂量。大多数中枢神经系统不良反应能够在调整剂量或不进行临床干预的情况下缓解，剂量调整是中枢神经系统不良反应的有效管理方式，且不影响疗效。

如果中枢神经系统不良反应已经影响到患者的日常生活，有必要进行治疗干预，需要根据药物的相互作用选择对治疗影响最小的精神科药物。

 ## 出现不良反应后需要调整靶向药物吗

出现轻度不良反应的患者不需要降低药物剂量；出现中度或重度不良反应的患者需要停药直至症状减轻至轻度，降低药物剂量后继续服药。如果患者再次出现严重不良反应，可以考虑换用其他药物治疗。

第十二章

肺癌患者的康复和护理

肺癌患者的运动要点

在日常生活中，肺癌患者可以进行适当运动，如打太极拳、爬山等。患者的运动量不宜过大，以不引起疲倦和疼痛为宜，若在运动过程中出现头晕、气促、心悸等症状，应立即停止活动。

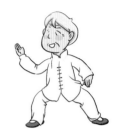

打太极拳

 ## 肺癌患者的饮食要点

在日常生活中，肺癌患者要注重如下饮食要点。

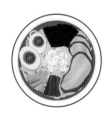

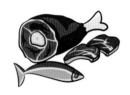

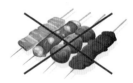

饮食要定时、定量、少食多餐，食物多样化，食物应新鲜，不吃发霉变质的食物	多吃高蛋白、高维生素和热量充足的食物，如蛋类、牛奶、瘦肉、鸡肉、鱼类等，多吃绿色蔬菜和水果	便秘患者应多吃富含膳食纤维的食物，可以根据身体情况适当喝一些蜂蜜	保证充足的水分摄入	不吃腌渍、烟熏、火烤和油炸的食物，特别是烤焦焦化的食物，尽量避免食用辛辣刺激性食物

肺癌患者的日常调养要点

肺癌患者的日常调养要点如下。

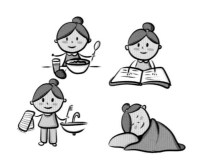

生活起居要规律化，使体内各系统功能
适应规律性的变化，有助于疾病康复

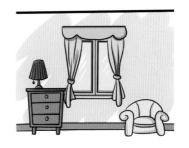

居室要清洁、整齐、安静、舒适、阳光充足，既要开
窗通风以保持空气新鲜，又要避免直接吹风，以防受
凉；居室内的温度和湿度要适宜，衣被要常洗常晒

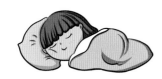

保证充分的休息和睡眠，避
免过度劳累

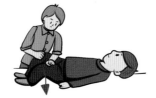

对于晚期卧床的患者，家属应经常帮其翻身、
拍背，以利于痰液咳出，并防止压疮的发生

戒烟、戒酒

肺癌患者的心理调适

肺癌患者常面临诸多负面情绪，可尝试从以下方面进行调节。

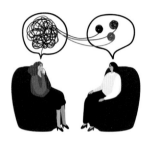

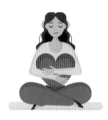

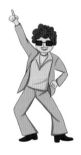

有意识地进行自我心理调节，如适当地进行自我宣泄，向家人、朋友、医护人员诉说内心的苦闷，获得大家的理解和帮助，而不应将不良情绪埋在心底，独自忍受

要有坚定的战胜疾病的信念，不断暗示自己与其他人一样是个"健康人"，通过深呼吸、冥想、听舒缓音乐等方式放松心情，感受宁静与平和，以"过好每一天"的态度应对疾病，既不后悔昨日，也不预测明日，坚强、愉悦地过好今日

在身体条件允许的情况下，选择并参与自己喜欢的文体、娱乐活动，如唱歌、跳舞、读书或旅游

肺癌患者如何应对疼痛

向医生描述疼痛的部位

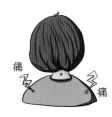

向医生明确告知自己哪里感到疼痛、哪里疼痛最明显、是否还有其他部位的疼痛以及疼痛部位是否游移不定等信息。

告诉医生疼痛的特点

向医生明确告知自己是持续疼痛还是间歇疼痛、什么因素会使疼痛加剧或缓解、一天中什么时间最痛以及间歇痛多长时间发作一次。

在医生的指导下服用镇痛药

部分患者及家属认为一旦用上镇痛药，就意味着进入了肿瘤的"终末期"，担心现在用量大了将来会没有效果，所以宁愿强忍疼痛也要拒绝使用镇痛药。实际上，只要按照医生的指导正确使用镇痛药，成瘾的可能性很小。

调节情绪

负面情绪会增加疼痛感，所以患者要摆正心态、保持好心情。

面对肺癌，患者和家属应该怎么做

家属应该怎么做

鼓励患者表达身体的不适　以便医护人员及时了解患者的身体变化。

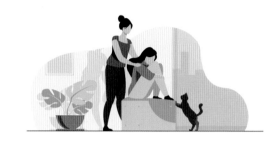

支持患者的想法　当患者希望寻求第二位医生的再次确认时，家属应该支持患者的想法，让患者感受到被尊重、被关心。

照顾患者的情绪　使患者有宣泄情绪的时间与空间。

寻求社会资源　参与肺癌病友支持团体或参加相关基金会举办的身心成长课程，获得和疾病相关的讯息。若因疾病出现经济困难等问题，可通过公益组织寻求帮助、渡过难关。

家属压力的释放　如果家属觉得照顾患者的压力已经大到无法负荷，或在患者逐渐失去自理能力、只能卧床的过程中家属不知如何更好地照顾患者，此时务必要寻求社会帮助，如各地区卫生服务机构、健康服务中心。

患者及家属舒缓压力小贴士

多吃"快乐"的食物　维生素 B 含量高的食物可以在一定程度上舒缓压力，如全麦面包、香蕉、菠菜、葡萄柚或深海鱼等，可以适当多吃。

寻找自己的兴趣　给自己放个假，做一些原本就很想尝试或挑战的事情，不需要在意是否做得完美，而是应该享受过程中的开心和满足。

练习呼吸　找一个安静的地方，闭上眼睛，放空大脑，配合专注、缓慢的呼吸动作，注意加长吐气的时间。可以每天进行轻柔和缓的呼吸吐纳练习，每次坚持 10 分钟。

开怀大笑　笑是身体的"天然止痛药"，可以通过戏剧游戏等方式达到开怀大笑的目的。

找人倾诉与陪伴　感受到压力时，患者和家属可以寻找可靠的亲友倾诉，用"说出来"或"哭出来"的方式纾解压力。

适量运动　运动能调节情绪、改善睡眠，患者和家属可以根据自身情况选择适合自己的运动方式，如慢跑或快走。

第十三章

肺癌患者常见问题解答

靶向药物失效了怎么办

在治疗过程中，常会发生靶向药物耐药，也就是"药物失效"，一般分为原发性耐药和获得性耐药。

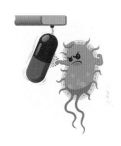

原发性耐药

肿瘤细胞对治疗药物不敏感，即药物在治疗初始就表现为效果不佳。出现这种情况，患者应在医生的指导下调整治疗方案。

获得性耐药

肿瘤细胞在接触药物后发生耐药，即治疗药物最初有效，经过一段时间的治疗后疗效下降，疾病进展。

出现获得性耐药的原因 *EGFR*、*ALK*、*ROS1* 等基因突变打开了细胞生长信号通路，导致肿瘤细胞增殖、生长，而靶向药物能够抑制这种信号通路，起到抗肿瘤作用。然而，肿瘤细胞具有强大的生命力，在治疗过程中可能产生新的基因突变，使原靶向药物的作用减少或消失，细胞生长信号再次出现。

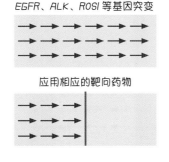

EGFR、*ALK*、*ROS1* 等基因突变

肿瘤细胞增殖、生长

应用相应的靶向药物

抑制肿瘤细胞增殖、生长，肿瘤细胞死亡

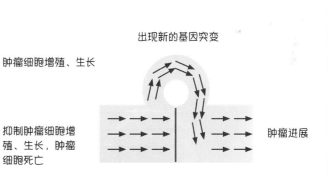

出现新的基因突变

肿瘤进展

部分肿瘤细胞虽然不会出现基因突变，但会出现基因扩增，原靶向药物不能完全作用于扩增的基因，如 *EGFR* 扩增、*MET* 扩增等。

基因扩增

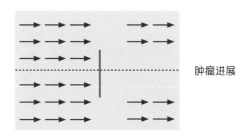

肿瘤进展

肿瘤细胞还可能通过新的信号通路导致疾病进展，如原来是 ALK 通路被激活，之后 EGFR、HER2 通路也可能被激活。

其他途径被激活

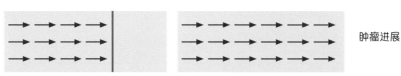

肿瘤进展

耐药后的治疗策略　医生会根据患者的肿瘤进展情况及再次活检结果采取相应的治疗方案。

对于局部孤立病灶进展或脑转移，继续采用原靶向药物治疗，同时针对局部病灶进行放疗、手术、介入治疗等。

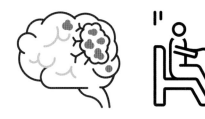

对于全身或多部位出现病灶显著进展的情况，通常会加用或更换靶向药物，或换用化疗，具体方案还要根据患者再次活检的结果制订。

药物失效后为什么还要做活检

大家可以将靶向药物想象为"钥匙"，将突变的基因想象为"锁"，发生耐药意味着突变的基因发生了改变，"锁"换了，原来的"钥匙"自然没用了，靶向药物也就失效了。

一旦药物失效，我们就需要研究这把"新锁"，针对"新锁"配置相应的"钥匙"。对于肿瘤，我们需要研究药物失效的原因，找到针对此原因的治疗方法，因此医生会建议患者进行再次活检和基因检测来明确耐药机制。

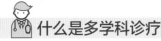

什么是多学科诊疗

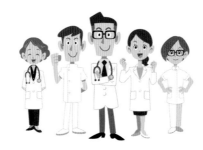

多学科诊疗（multidisciplinary team，MDT）是由多个学科专家组成工作组，通过讨论的形式，针对患者病情制订最佳的个体化诊疗方案。肺癌多学科诊疗通常由呼吸内科、肿瘤内科、心胸外科、放疗科、放射科、病理科、介入科等专业人员组成。

多学科诊疗有助于及时准确诊断

在病理学诊断时，多领域专家共同决定以确保通过最恰当的方式获得足够的组织；有助于采取恰当的检查手段提高肺癌分期的准确性，减少不必要的手术。

多学科诊疗使更多患者接受综合治疗

由于专业的划分，不同专科的医生各自为战，他们往往只熟悉自己的专业领域。多学科诊疗能使肺癌患者得到包括手术、化疗、放疗、靶向治疗和免疫治疗在内的多学科综合治疗。

多学科诊疗有利于制订个体化治疗方案

多学科诊疗讨论可在患者诊断初期及治疗过程中反复进行，通过反馈、监督、评价治疗情况，避免不合理的过度治疗，为患者提供最有效、不良反应最小、生活质量最好的个体化治疗方案。

什么是免疫治疗

免疫治疗的原理

正常情况下，人体免疫系统能够识别和清除"非己"成分，包括肿瘤细胞。

肿瘤能否形成取决于肿瘤细胞与免疫系统"相互抗争"的结果。免疫治疗使免疫系统活性增强，增加身体寻找并摧毁肿瘤细胞的能力。

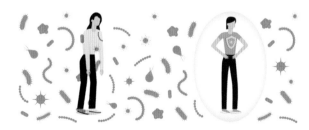

目前发展较为迅速的是 PD-1/PD-L1 抑制剂和 CTLA-4 抑制剂。PD-1/PD-L1 和 CTLA-4 是免疫检查点，其作为免疫系统的"刹车"，在正常情况下会发挥重要的免疫调节作用，避免过度的免疫应答损伤正常组织。当肿瘤细胞中的 PD-L1 高表达，与 T 细胞上的 PD-1 结合时，"刹车"就阻止了 T 细胞"攻击"肿瘤细胞的正常生理功能。免疫治疗药物（PD-1/PD-L1 抑制剂）可以阻断两者的结合，使 T 细胞能够正常发挥"攻击"肿瘤细胞的功能。

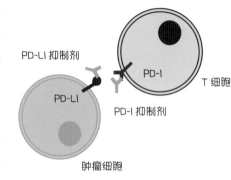

免疫治疗的使用时机

发生基因突变的晚期非小细胞肺癌患者可以使用靶向药物，但仍有 30% 的患者并未发生基因突变，这类患者的传统治疗方式是以化疗为主，但治疗效果欠佳。随着免疫治疗药物的蓬勃发展，对于并未发生基因突变的晚期非小细胞肺癌患者，可以根据 PD-L1 表达水平选择单用免疫治疗或者免疫治疗联合化疗；对于具有基因突变且已最大化使用靶向药物但仍出现疾病进展的晚期非小细胞肺癌患者，也可在医生的指导下酌情采用免疫治疗。

加入临床试验意味着什么

在临床上，新药并不会直接应用于广大患者，研究人员要先研究其安全性和有效性，通常要经过前期大量的细胞研究、动物研究，然后才能在患者中开展临床试验，所以受试者并非毫无保护的"小白鼠"。

加入临床试验的可能获益

患者有机会获得最新的治疗、得到较当前治疗更多的生存获益；得到最好的治疗管理；研究人员会全程跟踪治疗结果并给予及时处理。

加入临床试验的可能风险

新药对患者可能没有帮助，还可能产生不良反应；患者需要经常去医院。

通常情况下，知情同意书中会详细介绍该临床试验的背景信息以及风险、益处，患者需要仔细阅读，或详细咨询临床医生加入临床试验的风险。

第十四章

其他靶向药物

多靶点靶向药物

什么是多靶点靶向药物

肺癌在发病过程中不仅依赖某一条信号通路的异常，而是依赖多条信号通路的异常。多靶点靶向药物是同时作用于多个信号通路，从而抑制肿瘤细胞生长的药物，通过作用于多个靶点产生协同作用。

多靶点靶向药物的疗效

安罗替尼是目前在中国上市的用于晚期非小细胞肺癌和小细胞肺癌的多靶点靶向药物。安罗替尼主要通过作用于多个靶点来抑制肿瘤血管的生成，从而起到抗肿瘤作用。安罗替尼在非小细胞肺癌的后线治疗中可延长患者的中位总生存时间 3.6 个月，在晚期小细胞肺癌中，该数据为 2.4 个月。

安罗替尼的适应证　接受过两种以上药物化疗后进展或复发的局部晚期或转移性非小细胞肺癌患者；接受过两种以上药物化疗后进展或复发的小细胞肺癌患者。

安罗替尼的用法用量　起始剂量为 12mg 口服，连服 2 周，停药 1 周

多靶点靶向药物的治疗地位

《中国临床肿瘤学会（CSCO）非小细胞肺癌诊疗指南（2022 版）》推荐 *EGFR* 突变 /*ALK* 融合的晚期非小细胞肺癌患者在靶向治疗及化疗失败后使用安罗替尼治疗。

安罗替尼的治疗推荐

分期	分层	I 级推荐	II 级推荐	III 级推荐
IV 期 *EGFR* 敏感突变的非小细胞肺癌靶向治疗及化疗失败后	体力状况评分 0~2 分		安罗替尼	
IV 期 *ALK* 融合的非小细胞肺癌靶向治疗及化疗失败后	体力状况评分 0~2 分			安罗替尼
IV 期无驱动基因的非鳞非小细胞肺癌的三线治疗	体力状况评分 0~2 分	安罗替尼		
IV 期无驱动基因的肺鳞状细胞癌的三线治疗	体力状况评分 0~2 分		安罗替尼	

不良反应及管理

使用安罗替尼后出现的不良反应可通过对症处理、暂停用药或调整剂量等方式解决。剂量调整方法如下。

第一次调整剂量：10mg，每日 1 次，连服 2 周，停药 1 周。第二次调整剂量：8mg，每日 1 次，连服 2 周，停药 1 周。如 8mg 剂量仍无法耐受，则需要永久停药。

安罗替尼可能导致出血，治疗期间应密切关注患者是否存在出血情况，经医生判断认为出血风险大的患者应谨慎使用本品，服药期间应定期检测凝血功能等指标。

安罗替尼可能引起高血压，用药期间患者需要定期监测血压，常用的降压药通常治疗有效。

抗体类靶向药物

什么是抗体类靶向药物

临床上在治疗非小细胞肺癌的药物中还有一些大分子抗体类药物，它们主要通过抑制肿瘤血管生成来达到抗肿瘤的目的，被称为抗体类靶向药物。目前在国内使用的抗体类靶向药物主要有贝伐珠单抗、雷莫芦单抗，以及重组人血管内皮抑制素注射液。

抗体类靶向药物的疗效

贝伐珠单抗可使非小细胞肺癌患者的中位总生存时间延长6.6个月（BEYOND研究）。雷莫芦单抗一线治疗 *EGFR* 敏感突变的Ⅳ期非小细胞肺癌患者可延长其中位无进展生存时间7个月；在复发患者中，雷莫芦单抗可延长总生存时间1.4个月。

重组人血管内皮抑制素注射液是我国拥有自主知识产权的创新药物，可将晚期非小细胞肺癌患者的中位总生存时间延长约4个月。

抗体类靶向药物情况介绍

化学名	适应证	用法用量
贝伐珠单抗	与化疗联合用于晚期、转移性或复发性非鳞非小细胞肺癌的一线治疗	★贝伐珠单抗联合化疗最多6个周期，随后使用贝伐珠单抗单药治疗直至疾病进展或出现不可耐受的不良反应 ★贝伐珠单抗推荐剂量为15mg/kg，每3周给药一次

化学名	适应证	用法用量
雷莫芦单抗	与多西他赛联合用于化疗后疾病进展的转移性非小细胞肺癌的治疗	推荐剂量为在每 3 周的第一天静脉注射 10mg/kg，注射时间应在 1 小时以上且要在多西他赛之前用药
重组人血管内皮抑制素注射液	与化疗联合用于初治或复发的 Ⅲ / Ⅳ 期非小细胞肺癌的治疗	与化疗联合给药时，在治疗周期的第 1~14 日，每日给药一次，每次 7.5mg/m² ，连续给药 14 日，休息一周，再继续下一周期治疗；通常可进行 2~4 个周期的治疗

抗体类靶向药物的治疗地位

《中国临床肿瘤学会（CSCO）非小细胞肺癌诊疗指南（2022 版）》推荐上述抗体类靶向药物用于以下患者的治疗。

抗体类靶向药物的治疗推荐

分期	分层	I 级推荐	II 级推荐
Ⅳ 期 EGFR 敏感突变的非小细胞肺癌的一线治疗			厄洛替尼 + 贝伐珠单抗
Ⅳ 期 EGFR 敏感突变的非小细胞肺癌的后线治疗	广泛进展	第一代、第二代 EGFR-TKI 类药物一线治疗失败后再次活检 T790M 阴性者或第三代 EGFR-TKI 类药物治疗失败：化疗 ± 贝伐珠单抗（非鳞状细胞癌）	再次活检评估其他耐药机制；再次活检 T790M 阳性者：化疗 ± 贝伐珠单抗（非鳞状细胞癌）

分期	分层	Ⅰ级推荐	Ⅱ级推荐
Ⅳ期 *ALK* 基因融合的非小细胞肺癌的一线治疗			化疗＋贝伐珠单抗（非鳞状细胞癌）
Ⅳ期 *ALK* 基因融合的非小细胞肺癌的后线治疗	广泛进展	第二代 EGFR-TKI 类药物一线治疗失败或第一代、第二代 EGFR-TKI 类药物治疗均失败：化疗±贝伐珠单抗（非鳞状细胞癌）	第一代 EGFR-TKI 类药物一线治疗失败：化疗±贝伐珠单抗（非鳞状细胞癌）
Ⅳ期 *ALK* 基因融合的非小细胞肺癌靶向及含铂双药治疗失败后	体力状况评分 0～2 分		化疗±贝伐珠单抗（非鳞状细胞癌）
Ⅳ期 *ROS1* 基因融合的非小细胞肺癌的一线治疗			化疗＋贝伐珠单抗（非鳞状细胞癌）
Ⅳ期 *ROS1* 基因融合的非小细胞肺癌的二线治疗	广泛进展	化疗±贝伐珠单抗（非鳞状细胞癌）	
Ⅳ期 *ROS1* 基因融合的非小细胞肺癌的三线治疗	体力状况评分 0～2 分		化疗±贝伐珠单抗（非鳞状细胞癌）
Ⅳ期无驱动基因、非鳞非小细胞肺癌的一线治疗	体力状况评分 0～1 分	贝伐珠单抗联合化疗＋贝伐珠单抗维持治疗	紫杉醇＋卡铂＋贝伐珠单抗＋阿替利珠单抗 重组人血管内皮抑制素联合化疗后，以前者维持治疗

不良反应及管理

贝伐珠单抗和雷莫芦单抗

1. 可能引起胃肠道穿孔和瘘，患者需要接受手术治疗和分流造口。

2. 可能引发出血，患者需要根据出血严重程度到医疗机构进行及时处理。

3. 可能引起高血压，使用常见降压药即可对高血压进行有效控制。若高血压无法用降压药控制，则需要永久停药。

4. 可能引起蛋白尿。建议患者在治疗之前进行尿蛋白检测。当尿蛋白水平 ≥ 2g/24h，需要停药，直到尿蛋白水平恢复到 < 2g/24h 再重新开始治疗。

另外，雷莫芦单抗可能导致注射部位不良反应，因此计划手术的患者需要在手术前停止用药，若患者在化疗期间出现伤口愈合延迟，需要停止用药直到伤口完全愈合。

重组人血管内皮抑制素注射液　患者可出现心脏不良反应，用药初期少数患者可出现胸闷、心慌，绝大多数不良反应经对症处理后即可好转。患者在使用过程中应定期进行心电图检查，出现心脏不良反应者需要在医生的指导下进行进一步处理。

重组人血管内皮抑制素注射液可能导致过敏反应，过敏体质或有蛋白类制品过敏史者应谨慎使用本品。

第十五章

肺癌靶向治疗不良反应典型案例

吉非替尼治疗不良反应案例

患者基本情况
蒋 XX，男性，46 岁。

临床诊断
右肺腺癌（Ⅳ期）。

分子分型
EGFR 21 外显子 *L858R* 突变。

诊治过程
2019 年 11 月，患者因右肺腺癌行手术治疗，术前 PET-CT 怀疑右前第 5 肋、左后第 5 肋骨转移。组织基因检测提示 *EGFR* 21 外显子 *L858R* 突变，术后应用吉非替尼靶向治疗至今，疗效评估为疾病稳定。

不良反应表现与分级
2021 年 11 月，患者出现眼睑、眼圈皮肤明显色素沉着，面色黝黑；头皮、颜面部及躯干多发散在皮疹，部分区域伴毛囊炎及轻微瘙痒。靶向治疗相关皮肤不良反应，2 级。

处理及转归

无须特殊处理，继续观察随访。

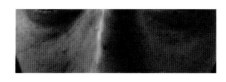 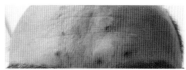

 阿法替尼治疗不良反应案例

患者基本情况

黄 XX，女性，57 岁。

临床诊断

右肺腺癌（Ⅳ期）。

分子分型

EGFR 21 外显子 L861Q 突变。

诊治过程

2019 年 12 月，患者被诊断为右肺腺癌伴脑转移、骨转移，给予阿法替尼 40mg 靶向治疗，行腰骶椎、骨盆及股骨头转移灶止痛放疗。疗效评估为疾病稳定。

2020 年 1 月，患者反复出现水样腹泻，每日 10 次以上，伴恶心、纳差、乏力，阿法替尼减量为 40mg 隔日口服，加用止泻剂及保护消化道药物，上述症状无缓解，更换为奥希替尼 80mg 每日口服。

2020 年 4 月，检查发现患者右侧胫骨中上段及左侧腓骨中段转移灶，行双下肢病灶姑息性放疗，换回阿法替尼 30mg 每日口服，腹泻症状较轻。

2020 年 6 月，检查发现患者多发脑转移，行全脑放疗，加用贝伐珠单抗治疗。

2020 年 11 月，复查提示患者颅内病灶增多、增大，出现右侧胸腔积液伴胸廓骨质破坏增多，调整为阿美替尼 110mg 每日口服治疗。

不良反应表现与分级

腹泻，水样便，最多每日达 10 次以上，伴恶心、纳差。靶向治疗相关腹泻，3 级。

处理及转归

减量阿法替尼至 40mg 隔日服用，并加用止泻剂及保护消化道药物而腹泻无缓解，遂换为其他靶向药物。患者疾病进展时再次使用阿法替尼 30mg 每日口服，腹泻症状轻微。

达可替尼治疗不良反应案例

患者基本情况
金 XX，女性，33 岁。

临床诊断
右肺腺癌（Ⅳ期）。

分子分型
EGFR 20 外显子 L858R 突变。

诊治过程
2018 年 10 月，患者被确诊右肺腺癌伴双肺转移，EGFR 野生型。

2018 年 10 月至 2019 年 2 月，患者参加"TQT-CR-TAB008-Ⅲ-01"临床研究，研究期间复查疗效评估疾病稳定。

2020 年 6 月，复查胸部 CT 提示患者右肺病灶增大，双肺结节增多、增大；疗效评估疾病进展。调整为培美曲塞单药联合替雷利珠单抗治疗，在第 1～12 个周期治疗期间复查疗效评估疾病稳定。

2021 年 4 月，复查提示患者新发骨转移，疗效评估疾病进展；调整为贝伐珠单抗联合替雷利珠单抗治疗，并行胸椎转移病灶放疗。

2021 年 8 月，基因检测结果提示患者 EGFR L858R 突变，开始达可替尼每日 30mg 靶向治疗，复查评估疾病稳定。

2021 年 11 月，患者开始出现视物模糊、重影，伴眼干不适，症状呈阵发性，每日 4～5 次，轻微影响日常生活。

不良反应表现与分级
视物模糊、重影，伴眼干不适。靶向治疗相关视觉异常不良反应，2 级。

处理及转归
眼科门诊就诊，眼科检查结果示双眼视力 1.0，眼压 14mmHg，角膜透明，眼底未见出血渗出。眼科诊断：眼干燥症，屈光不正。

给予氟米龙滴眼液、重组人表皮生长因子衍生物滴眼液滴双眼，地塞米松眼部雾化，对症处理后患者视物模糊、重影症状明显缓解。

 ## 阿美替尼治疗不良反应案例

患者基本情况
徐 XX，男性，46 岁。

临床诊断
左肺腺癌（Ⅳ期）。

分子分型
EGFR20 外显子 L858R 突变。

诊治过程

2019 年 9 月，患者被诊断为左肺腺癌伴肺内转移、多发淋巴结转移、骨转移。基因检测提示 *EGFR20* 外显子 *L858R* 突变，予以口服吉非替尼 250mg 靶向治疗，疗效评估为疾病稳定。

2020 年 2 月，复查提示患者骨转移病灶增多、增大，给予 PP 方案化疗 + 阿帕替尼抗血管生成治疗，并行腰椎 + 骨盆转移灶姑息性放疗。

2021 年 8 月，复查提示患者腹腔多发淋巴结转移，骨转移增多。颈部淋巴结活检提示转移性腺癌，再次基因检测提示 *EGFR 21* 外显子 *L858R* 突变，改为阿美替尼靶向治疗，出现纳差、恶心、呕吐、腹胀等不适症状。

2021 年 10 月，复查提示患者疾病进展，停用阿美替尼，改为白蛋白紫杉醇 + 替雷利珠单抗治疗。

不良反应表现与分级

纳差、恶心、呕吐、腹胀。靶向治疗相关胃肠道不良反应，2 级。

处理及转归

停用阿美替尼后胃肠道相关不良反应消失。

 ## 克唑替尼治疗不良反应案例

患者基本情况

唐 XX，男性，43 岁。

临床诊断

右肺腺癌（Ⅳ期）。

分子分型

ALK 融合。

诊治过程

2013 年 2 月，患者被诊断为右肺腺癌伴双肺转移、双侧胸膜转移、多发淋巴结转移、肝转移；基因检测 EGFR 野生型；行 DP 方案化疗 2 个周期。

2013 年 4 月，疗效评估为疾病进展，调整为 PP 方案化疗 2 个周期。

2013 年 8 月，复查提示患者肺部病灶增多、增大，再次活检基因检测提示 ALK 融合，开始克唑替尼靶向治疗，肿瘤明显缩小。

2013 年 9 月，肝功能检查提示患者转氨酶显著升高，谷丙转氨酶 344.5IU/L，谷草转氨酶 452.7IU/L，谷氨酰转肽酶 150.8IU/L，给予保肝治疗。

2017 年 12 月，颅脑 MRI 发现患者颅内病灶明显增大，更换为阿来替尼靶向治疗，复查提示颅内病灶缩小。

不良反应表现与分级

肝功能损伤，谷丙转氨酶、谷草转氨酶升高。靶向药物相关肝损伤，2 级。

处理及转归

还原型谷胱甘肽片每日 3 次，每次 0.1g，保肝治疗 1 个月后肝功能有所好转，更换为甘草酸二铵肠溶胶囊，每日 3 次，每次 50mg，肝功能恢复正常。

 塞瑞替尼治疗不良反应案例

患者基本情况

陈 XX，女性，50 岁。

临床诊断

右肺腺癌（Ⅳ期）。

分子分型

EML4-ALK 融合。

诊治过程

2020 年 11 月，患者行枕叶肿瘤切除术，术后病理提示转移性腺癌，胸部 CT 提示右肺中叶内侧段肿块，诊断为右肺腺癌伴脑转移。基因检测提示 *EML4-ALK* 融合，予以塞瑞替尼靶向治疗，每日 450mg 口服。

2021 年 2 月，复查提示患者右肺中叶病灶较前缩小，疗效评估为疾病稳定。

2021 年 10 月，患者复查肝功能提示谷丙转氨酶 153.4IU/L，谷草转氨酶 106.1IU/L。给予谷胱甘肽片每日 3

次，每次 0.3g 保肝治疗。1 个月后复查肝功能提示谷丙转氨酶 128.6IU/L，谷草转氨酶 100.9IU/L，调整为多烯磷脂酰胆碱胶囊每日 3 次，每次 456mg 继续保肝治疗。

2021 年 11 月，患者行双侧前臂多发小丘疹，伴皮肤干燥。

不良反应表现与分级
肝损伤，皮疹。靶向治疗相关肝损伤、皮疹，2 级。

处理及转归
还原型谷胱甘肽片保肝治疗1个月后复查提示肝功能改善不佳，调整为多烯磷脂胆碱胶囊治疗，监测肝功能提示转氨酶逐渐下降。双侧前臂涂以润肤霜及类固醇激素，皮疹明显消退。

 埃克替尼联合安罗替尼治疗不良反应案例

患者基本情况
伍 XX，女性，72 岁。

临床诊断
左肺腺癌（Ⅳ 期），高血压 3 级（极高危组）。

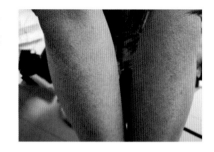

药物性肝炎伴双侧前臂皮疹

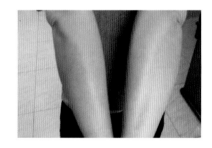

经处理后肝功能和双侧前臂皮疹改善

分子分型

EGFR 19Del 突变。

诊治过程

2017 年 12 月，患者被诊断为左肺腺癌（ⅢA 期），*EGFR* 野生型，胸外科评估无手术指征，给予 PP 方案化疗 4 周期。

2018 年 4 月，复查发现患者左下肺新增病灶，疗效评估为疾病进展，再次穿刺活检基因检测提示 *EGFR 19Del* 突变，口服埃克替尼靶向治疗，复查提示病灶明显缩小。

2020 年 7 月，复查提示患者左下肺病灶增大，加用安罗替尼抗血管生成治疗。

2020 年 8 月，患者出现心悸、呼吸困难、活动后加重。心电图提示心房颤动。ProBNP 17 346.16pg/mL。肾功能：尿素 19.11mmol/L，肌酐 165.2μmol/L，肾小球滤过率 27mL/（min·L）。尿常规：尿蛋白（++）。心脏多功能超声提示 LVEF 46%。心内科予以辅酶 Q10 片、参松养心胶囊、达比加群酯胶囊、缬沙坦、地尔硫䓬、螺内酯、氢氯噻嗪等对症治疗。停用安罗替尼。

2021 年 1 月，患者心电图显示心房颤动，偶发室性期前收缩。心脏超声提示 LVEF 59%。肾功能：尿素 7.08mmol/L，肌酐 81.8μmol/L，肾小球滤过率 62mL/（min·L）。继续心内科对症支持治疗。

2021 年 3 月，PET-CT 提示患者左肺下叶病灶增多、增大，外周血未检测到 *EGFR T790M* 突变，继续口服埃克替尼，并行左肺病灶放疗。

2021 年 5 月，复查胸部 CT 提示患者左肺下叶病灶增大，调整为奥希替尼靶向治疗。

2021 年 9 月，复查胸部 CT 提示患者左肺下叶病灶稍缩小。

不良反应表现与分级

心悸、呼吸困难、活动后加重。心电图提示心房颤动，心功能及肾功能检查提示心功能不全及肾功能不良。靶向治疗相关心脏不良反应，3 级。

处理及转归

停用安罗替尼，心内科予以辅酶 Q10 片、参松养心胶囊、达比加群酯胶囊、缬沙坦、地尔硫䓬、螺内酯、氢氯噻嗪等对症治疗，患者心悸、呼吸困难症状逐渐缓解。

 ## 奥希替尼联合安罗替尼治疗不良反应案例

患者基本情况

王 XX，男性，57 岁。

临床诊断

左肺腺癌（IV 期）。

分子分型

EGFR 20 外显子 L858R 突变。

诊治过程

2018年12月，患者被诊断为左上肺腺癌伴骨转移，基因检测提示 *EGFR L858R* 突变，给予埃克替尼靶向治疗，并行骨转移病灶止痛放疗。服药期间出现腰背部散在皮疹，伴瘙痒，短暂停药后症状缓解。疗效评估为疾病稳定。

2019年5月，复查提示患者左肺病灶增大，调整为奥希替尼联合安罗替尼治疗。服药期间患者出现腹泻，每日3～5次，伴纳差。

2019年7月，患者出现指纹消失，指甲脆裂、易断，手指、双脚后跟皮肤皲裂，头面部皮疹，部分皮疹破溃出血。停用安罗替尼，持续奥希替尼治疗，腹泻症状消失，皮肤皲裂逐渐缓解，指纹未恢复。2020年4月，患者指纹逐渐恢复。

不良反应表现与分级

腹泻，每日3～5次，伴纳差，2级。指纹消失及皮疹，2～3级。靶向治疗相关腹泻、皮疹。

处理及转归

停用安罗替尼，使用蒙脱石散等止泻药治疗1周后症状明显减轻。皮疹伴指纹消失，经润肤霜、局部使用类固醇激素抗感染治疗后逐渐缓解。

奥希替尼联合克唑替尼治疗不良反应案例

患者基本情况

王 XX，女性，78 岁。

临床诊断

右肺腺癌（Ⅳ期）。

分子分型

EGFR 外显子 *L858R* 突变，*MET* 扩增。

诊治过程

2018 年 5 月，患者肺部穿刺活检诊断为右肺腺癌，伴颅内转移，基因检测提示 *EGFR* 外显子 *L858R* 突变，服用厄洛替尼，病灶缩小，疗效评估为疾病稳定。

2019 年 3 月，检查发现患者颅内病灶增大，行 X 刀治疗，改为口服奥希替尼。

2021 年 5 月，发现患者肺部病灶增大，颅内病灶增大伴周围水肿加重，疗效评估为疾病进展。肺部穿刺活检基因检测提示 *EGFR* 外显子 *L858R* 突变合并 *MET* 扩增，行额叶转移灶大分割放疗 2 次。

2021 年 6 月，患者在奥希替尼基础上加服克唑替尼。

2021 年 8 月，患者全身多发皮疹，头顶部瘙痒不适，疼痛伴溢血。

不良反应表现与分级

靶向治疗皮肤相关不良反应，3级。

处理及转归

头部创口分泌物细菌培养检查示金黄色葡萄球菌，提示为耐甲氧西林金黄色葡萄球菌（MRSA）。给予输注万古霉素、局部涂抹莫匹罗星，抗感染治疗5日后皮疹明显好转，继续服用靶向药物。

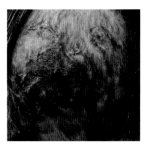 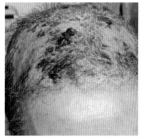

枕后部　　　　　　　　额顶部

上述案例由陆军军医大学第二附属医院肿瘤科主任医师孙建国提供并整理

图书在版编目（CIP）数据

中国临床肿瘤学会患者教育手册. 肺癌靶向治疗不良反应 / 林根，孙建国主编. —北京：人民卫生出版社，2023.3

ISBN 978-7-117-33908-7

Ⅰ. ①中… Ⅱ. ①林… ②孙… Ⅲ. ①肿瘤—防治—手册 ②肺癌—药物疗法—药物副作用—防治—手册 Ⅳ. ①R73-62 ②R734.2-62

中国版本图书馆 CIP 数据核字（2022）第 198623 号

人卫智网　www.ipmph.com　医学教育、学术、考试、健康，购书智慧智能综合服务平台
人卫官网　www.pmph.com　人卫官方资讯发布平台

中国临床肿瘤学会患者教育手册：肺癌靶向治疗不良反应
Zhongguo Linchuang Zhongliu Xuehui Huanzhe Jiaoyu Shouce：Feiai Baxiang Zhiliao Buliangfanying

主　　编：林　根　孙建国
出版发行：人民卫生出版社（中继线 010-59780011）
地　　址：北京市朝阳区潘家园南里 19 号
邮　　编：100021
E - mail：pmph @ pmph.com
购书热线：010-59787592　010-59787584　010-65264830
印　　刷：北京顶佳世纪印刷有限公司

经　　销：新华书店
开　　本：889×1194　1/32　印张：5.5
字　　数：101 千字
版　　次：2023 年 3 月第 1 版
印　　次：2023 年 3 月第 1 次印刷
标准书号：ISBN 978-7-117-33908-7
定　　价：55.00 元

打击盗版举报电话：010-59787491　E-mail：WQ @ pmph.com
质量问题联系电话：010-59787234　E-mail：zhiliang @ pmph.com
数字融合服务电话：4001118166　E-mail：zengzhi @ pmph.com

55检